Vrushali Lathiya

Efeito da terapia periodontal no espessamento da membrana Schneideriana

Vrushali Lathiya

Efeito da terapia periodontal no espessamento da membrana Schneideriana

ScienciaScripts

Imprint

Any brand names and product names mentioned in this book are subject to trademark, brand or patent protection and are trademarks or registered trademarks of their respective holders. The use of brand names, product names, common names, trade names, product descriptions etc. even without a particular marking in this work is in no way to be construed to mean that such names may be regarded as unrestricted in respect of trademark and brand protection legislation and could thus be used by anyone.

Cover image: www.ingimage.com

This book is a translation from the original published under ISBN 978-620-7-99514-1.

Publisher:
Sciencia Scripts
is a trademark of
Dodo Books Indian Ocean Ltd. and OmniScriptum S.R.L publishing group

120 High Road, East Finchley, London, N2 9ED, United Kingdom
Str. Armeneasca 28/1, office 1, Chisinau MD-2012, Republic of Moldova, Europe
Printed at: see last page
ISBN: 978-620-7-97145-9

Copyright © Vrushali Lathiya
Copyright © 2024 Dodo Books Indian Ocean Ltd. and OmniScriptum S.R.L publishing group

Índice

LISTA DE ABREVIATURAS

Sr. No.	Short Form	Full Form
1	MT	Mucosal thickening
2	CT	Computed Tomography
3	IOPA	Intra Oral Periapical
4	CBCT	Cone Beam Computed Tomography
5	2D	Two Dimensional
6	DICOM	Digital Imaging and Communications in Medicine
7	ROI	Region of Interest
8	3D	Three dimensional
9	FOV	Field of view
10	RVG	Radiovisiography
11	MAC	Mucosal antral cysts
12	PBL	Periodontal bone loss
13	WVC	Weighted vote counting
14	CMRS	Chronic maxillary rhinosinusitis
15	SPECT	Single Photon Emission Computed Tomography Bone Scintigraphy

Sr. No.	Short Form	Full Form
16	CBVT	Cone-beam volumetric computerized tomography
17	PPD	Probing pocket depth
18	CAL	Clinical attachment level
19	PI	Plaque index
20	GI	Gingival index
21	CEJ	Cementoenamel junction
22	AP	Anteriormost point
23	PP	Posteriormost point
24	MP	Midpoint
25	SRP	Scaling and Root planing

Introdução

A periodontite é uma doença inflamatória causada por microrganismos específicos ou grupo de microrganismos específicos, resultando na destruição progressiva do ligamento periodontal e do osso alveolar. A patogénese da periodontite humana foi colocada pela primeira vez numa base racional por Page & Schroeder em 1976.[1] Os especialistas concordam que a periodontite humana é iniciada e perpetuada por um pequeno grupo de bactérias predominantemente gram-negativas, anaeróbias ou microaerófilas que colonizam a área subgengival. No Workshop Mundial de Periodontia Clínica **de 1996**, o grupo de trabalho relevante concluiu que a maior parte da periodontite humana é causada por Porphyromonas gingivalis, Bacteroides forsythus e Actinobacillus actinomycetemcomitans.[2] Durante as décadas de 1970 e 1980, foram feitos grandes progressos na elucidação da natureza infecciosa da periodontite humana; na década de 1990, percebeu-se que, embora as bactérias sejam essenciais, são insuficientes para a ocorrência da doença. Os factores do hospedeiro, como a hereditariedade, o tabagismo e vários outros factores de risco, podem até ultrapassar as bactérias como determinantes da ocorrência da doença e da gravidade do resultado clínico.

A maior parte das vezes, as bactérias causam a destruição tecidular observada indiretamente, activando vários componentes dos sistemas de defesa do hospedeiro de tal forma que a destruição se segue. É enigmático que o mesmo sistema do hospedeiro que fornece proteção e defesa seja responsável pela destruição. É agora claro que a periodontite não é uma doença única e homogénea, mas sim uma família de doenças intimamente relacionadas, cada uma das quais pode variar um pouco em termos de etiologia, história natural e resposta à terapêutica. No entanto, todas as formas da doença partilham uma cadeia de eventos subjacente comum na patogénese.

Os seios maxilares são cavidades pneumáticas no interior do osso maxilar que comunicam com a cavidade nasal através de um óstio.[3,4] É o primeiro dos seios paranasais a desenvolver-se, e o seu crescimento termina com a erupção dos terceiros molares, aproximadamente aos 20 anos de idade. O teto do seio maxilar forma o pavimento da órbita e é uma parede óssea fina com o feixe neurovascular infraorbitário no seu centro. A parede anterior contacta com a fossa canina da maxila e a parede posterior separa o seio do conteúdo das fossas infratemporal e pterigomaxilar. O assoalho do seio é formado pelo processo alveolar da maxila e pelo palato duro.[5] Com o tempo, essas cavidades piramidais cheias de ar estendem-se mais lateralmente e inferiormente à medida que a maxila se torna mais pneumatizada.[6-7] Quando a pneumatização envolve o processo alveolar, a cavidade parece desenvolver-se à volta das raízes dos dentes maxilares.[6]

O seio é revestido por uma fina membrana respiratória denominada membrana Schneideriana. Histologicamente, trata-se de um epitélio colunar pseudo-estratificado. As células caliciformes e as glândulas da mucosa de revestimento segregam uma manta mucosa que retém bactérias e detritos. A membrana adere ao periósteo e tem cerca de 0,8 a 1 mm de espessura.[8] A mucosa normal do seio não é visualizada numa radiografia. No entanto, quando a mucosa fica inflamada devido a um processo infecioso ou alérgico, como na sinusite crónica, pode aumentar 10 a 15 vezes de espessura e pode ser vista radiograficamente. A imagem radiográfica da mucosa espessada apresenta-se como uma banda radiopaca não corticada, paralela à parede óssea do seio.[9] Embora o espessamento ligeiro da mucosa seja frequentemente assintomático e considerado um achado radiográfico normal, o espessamento da mucosa (MT) > 1 mm indica sinusite maxilar.[10]

A sinusite é uma inflamação generalizada dos seios nasais causada por bactérias, alergénios ou vírus. A função ciliar pode ser prejudicada devido a esta inflamação, resultando na retenção de secreções sinusais. Além disso, o complexo ostiomeatal pode ficar bloqueado, impedindo a drenagem.[6] A sinusite aguda pode surgir de infecções virais manifestadas como a constipação comum e pode ser acompanhada de dor e sensibilidade à pressão, ou inchaço sobre o seio envolvido. Embora a sinusite possa fazer com que os dentes posteriores maxilares do lado afetado se tornem sensíveis à percussão. A sinusite maxilar crónica desenvolve-se a partir de uma sinusite aguda que não se resolve no prazo de 3 meses.[6] Normalmente, não são apresentados sinais externos. Embora a sinusite crónica possa estar associada a rinite alérgica, asma, fibrose quística e infecções dentárias,[6] também pode surgir como consequência de caraterísticas anatómicas variantes, tais como um desvio do septo nasal ou a presença de concha bolhosa, que podem inibir a saída de muco. Foi demonstrado que a sinusite crónica causa discinesia ciliar em resultado de uma perda de células epiteliais diferenciadas.[11]

De acordo com vários relatórios, 10 a 12% dos casos de sinusite maxilar têm sido historicamente atribuídos a infecções odontogénicas.[12] Pensa-se que a violação da membrana Schneideriana devido a condições como abcessos periapicais, doença periodontal, traumatismo dentário, extracções de dentes ou colocação de implantes dentários aumenta o risco de sinusite maxilar.[13] Nathaniel Highmore, em 1651, foi o primeiro a descrever a relação do seio maxilar com a dentição.[14] Estabeleceu a drenagem de um seio infetado através da remoção de um canino maxilar. A proximidade das raízes dos molares e pré-molares superiores e do seio maxilar, bem como as numerosas anastomoses entre o sangue e os vasos linfáticos na região apical dos dentes e os vasos sanguíneos correspondentes da mucosa do seio favorecem a propagação da infeção para o seio maxilar. [15]

O nível de bactérias patogénicas e de produtos bacterianos, bem como de citocinas inflamatórias, aumentou significativamente em locais com periodontite grave.[16] Os níveis locais aumentados de bactérias patogénicas e de produtos bacterianos, bem como de citocinas inflamatórias, podem difundir-se diretamente através do osso maxilar poroso ou indiretamente através dos vasos sanguíneos e linfáticos e atingir o seio, causando o espessamento da mucosa do seio.[17] Tanto as vias diretas como as indirectas que causam o espessamento do seio maxilar podem ser eliminadas através de uma terapia periodontal adequada.

O principal objetivo da terapia periodontal é proporcionar aos pacientes uma dentição que funcione de forma saudável e confortável durante o resto das suas vidas. Historicamente, os procedimentos utilizados para tratar pacientes com periodontite avançada visavam a eliminação da placa subgengival e do cálculo das superfícies radiculares afectadas. Esta terapia incluía destartarização e alisamento radicular e cirurgia de retalho periodontal. Estes métodos de tratamento geralmente curavam através de reparação, caracterizada pela formação de um longo epitélio juncional adjacente à superfície radicular previamente doente. Vários ensaios clínicos a longo prazo demonstraram que este modo de tratamento padrão, se seguido de um tratamento periodontal de apoio pós-operatório adequado, resulta numa gestão bem sucedida da doença periodontal progressiva. [18]

A imagiologia do seio maxilar em medicina dentária tem-se baseado principalmente na radiografia panorâmica, na projeção de Water e na radiografia intra-oral.[19,] Devido à complexa anatomia da região oral e maxilofacial, é difícil visualizar caraterísticas anatómicas importantes devido à sobreposição de estruturas quando se obtêm imagens dos seios maxilares que se encontram perto de áreas molares.[20] O advento da modalidade de imagiologia digital, da radiografia de subtração digital e da tomografia computorizada de abertura sintonizada (TC) veio acrescentar melhorias consideráveis às radiografias periapicais intra-orais tradicionais (IOPA). Os achados radiográficos dos seios paranasais são normalmente avaliados com recurso à TC. No entanto, esta coloca o doente em risco devido às suas elevadas doses de radiação. A tomografia computorizada de feixe cónico (CBCT) foi descrita pela primeira vez em 1980 e foi aplicada pela primeira vez à radiologia dentomaxilofacial em 1998. [21]

A CBCT utiliza um feixe de raios X redondo ou retangular em forma de cone centrado num sensor de raios X bidimensional (2D) para efetuar um exame numa rotação de 360 graus em torno da cabeça do doente. Durante o exame, é necessária uma série de 360 exposições ou projecções, uma para cada grau de rotação, que fornecem os dados digitais em bruto para a reconstrução do volume exposto através de um algoritmo informático. Na CBCT, utiliza-se voxel em vez de pixel, uma vez que se refere ao volume e não a um espaço 2D. Os ficheiros de imagem são os ficheiros DICOM (Digital Imaging and Communications in Medicine). A região de interesse, abreviada como ROI, é o volume tridimensional (3D) a ser avaliado. Quanto mais pequena for a ROI, melhor será a resolução. A resolução está frequentemente relacionada com o tamanho do campo de visão (FOV), que é o tamanho resultante da imagem. A dose de radiação da TC 3D é cerca de 4 vezes inferior à da TC convencional e depende das definições utilizadas (kVp e mA). A utilização de mA mais baixos e/ou colimação são algumas das formas de reduzir a quantidade de radiação, mas, ao mesmo tempo, a qualidade da imagem pode ser afetada.

O aparelho de TCFC utilizado no nosso estudo foi o KODAK 9000C e o KODAK 9000C 3D Extraoral Imaging System, fabricado pela Carestream Health, Inc.150.[22] As vantagens da TCFC incluem um tempo de digitalização rápido comparável ao da radiografia panorâmica, menos radiação quando comparada com a TC convencional e comparável à IOPA de boca inteira, precisão da imagem com uma resolução que varia entre 0,4 mm e 0,076 mm, menor custo em comparação com a TC convencional, permite a reformação multiplanar e a vantagem mais importante da TCFC é o facto de fornecer imagens 3D únicas que demonstram caraterísticas que as imagens intra-orais, panorâmicas e cefalométricas não conseguem.

A tomografia computorizada de feixe cónico (CBCT) fornece imagens tridimensionais detalhadas das estruturas examinadas. Uma vez que uma sinusite não resolvida pode ser exacerbada por uma condição dentária não tratada, a existência de vistas axiais e coronais permite ao médico avaliar a relação de uma lesão periapical ou infeção periodontal com um defeito no pavimento do seio e quaisquer alterações resultantes no tecido mole do seio. A resolução mais elevada e as doses de radiação mais baixas representam as principais vantagens da CBCT no diagnóstico dos seios nasais.

A pesquisa bibliográfica revelou que existem muito poucos estudos clínicos que tenham sido efectuados para identificar o efeito da terapia periodontal no espessamento da membrana mucosa do seio maxilar. Ao estudar se um tratamento periodontal bem-sucedido regride parcial ou completamente o espessamento da membrana mucosa nas partes basais do seio maxilar, deve ser possível obter uma melhor compreensão do papel da doença periodontal no desenvolvimento do espessamento da membrana mucosa. Assim, o presente estudo foi planeado para avaliar o efeito da terapia periodontal no espessamento da membrana mucosa do seio maxilar em pacientes com periodontite crónica através de radiovisiografia (RVG) e CBCT.

Finalidade e objectivos

O objetivo deste estudo foi avaliar o efeito da terapia periodontal cirúrgica no espessamento da mucosa do seio maxilar através de RVG e CBCT.

Além disso, a este objetivo estavam associados determinados objectivos:

1. Avaliar a associação entre a periodontite crónica generalizada e o espessamento da mucosa do seio maxilar.

2. Avaliar as alterações no espessamento da mucosa do seio maxilar após a terapia periodontal cirúrgica por RVG.

3. Avaliar as alterações no espessamento da mucosa do seio maxilar após a terapia periodontal cirúrgica através da TCFC.

4. Avaliar e comparar as alterações no espessamento da mucosa do seio maxilar utilizando duas técnicas - RVG e CBCT.

Revisão da literatura

O espessamento da mucosa e os quistos da mucosa do seio maxilar são frequentemente detectados em indivíduos assintomáticos através de várias técnicas radiográficas. A sinusite é a principal causa de espessamento da mucosa em indivíduos sintomáticos. A relação entre infecções dentárias e sinusite maxilar está bem estabelecida. As causas mais comuns de sinusite odontogénica são os abcessos dentários e a doença periodontal que perfura a membrana Schneideriana.

Alguns autores levantaram a hipótese de que, nos casos de espessamento da mucosa do seio devido a doença periodontal, o tratamento dos problemas periodontais deveria levar à redução da espessura da mucosa devido à diminuição dos níveis de agentes patogénicos microbianos e dos seus produtos.

As técnicas radiográficas convencionais não têm sido capazes de detetar e medir com precisão a espessura da mucosa. Recentemente, foi introduzida a TCFC para imagiologia dentária e maxilofacial, que apresenta várias vantagens em relação à TC tradicional, incluindo uma dose de radiação mais baixa e um processo de cadeira lateral, podendo ser utilizada para detetar e medir a espessura da mucosa do seio maxilar.

Para ultrapassar as dificuldades inerentes à radiografia convencional, foi introduzida e utilizada neste estudo a análise de imagens 3D por CBCT.

Para facilitar a compreensão, a revisão da literatura foi dividida em três partes

1.   Revisão de estudos sobre a periodontite como causa de espessamento da mucosa.

2.   Revisão dos estudos sobre o espessamento da mucosa devido a causas odontogénicas.

3.   Revisão de estudos sobre imagiologia do seio maxilar e métodos de análise do espessamento da mucosa.

1.   INFLAMAÇÃO E ESPESSAMENTO PERIODONTAL

Falk H et al. **(1986)**[23] realizaram um estudo para elucidar o efeito do tratamento periodontal na mucosa do seio maxilar. Participaram no estudo 21 pacientes com lesões periodontais nos molares e/ou pré-molares superiores e espessamento crónico da mucosa do seio maxilar diagnosticado radiograficamente. Nenhum dente das regiões estudadas apresentava alterações pulpares ou periapicais. No total, os pacientes apresentavam 36 seios maxilares com espessamento de mucosa. 15-20 meses após o tratamento periodontal final, foi registada uma redução acentuada do índice de placa, do índice gengival e da profundidade de sondagem. O exame radiográfico da mucosa do seio antes e depois do tratamento periodontal mostrou que o tratamento periodontal bem sucedido em todos os quadrantes resultou na normalização da mucosa do seio. O tratamento periodontal não foi bem sucedido em 2 quadrantes. Num destes casos, a espessura da mucosa manteve-se inalterada e, no outro, parece ter ocorrido um maior espessamento da mucosa. O estudo mostra que a periodontite severa dos molares e/ou pré-molares superiores pode iniciar o espessamento da mucosa do seio maxilar, e que o tratamento periodontal bem sucedido resulta na normalização da mucosa do seio.

Engstrom et al. (1988)[24] avaliaram a espessura da imagem radiográfica da mucosa do seio maxilar em radiografias intra-orais em 13 pacientes com doença periodontal avançada, antes e 12 meses após a terapia periodontal inicial. Antes do tratamento, foi observada uma relação entre a espessura da mucosa do seio maxilar e as profundidades médias de sondagem dos dentes no sextante envolvido. Cerca de 79% dos sextantes disponíveis apresentavam inchaço da mucosa antes da terapia periodontal, em comparação com apenas 17% após o tratamento. Este relatório indicou que a doença periodontal avançada pode causar inchaço da mucosa do seio maxilar e que a terapia periodontal reduzirá significativamente esse inchaço.

Moscow et al. (1992)[25] prepararam vinte blocos de maxilares humanos obtidos em autópsia e contendo dentes molares superiores com o seio maxilar contíguo intacto, utilizando técnicas histopatológicas convencionais e estudados por microscopia ótica. O objetivo desta investigação era confirmar relatórios clínicos anteriores que sugeriam uma associação estreita entre a periodontite humana e o espessamento do seio maxilar e documentar morfologicamente a natureza das alterações do seio.

Dezassete dos 20 espécimes maxilares demonstraram destruição periodontal moderada a avançada com extensão generalizada do infiltrado inflamatório através do processo alveolar para além dos ápices dos dentes e estendendo-se até à região do antro. Das 20 amostras histológicas, 10 mostraram espessamento extenso da membrana sinusal, 9 tinham alterações hiperplásicas moderadas e apenas 1 amostra demonstrou um seio de aparência normal. As alterações patológicas na membrana do seio incluíam infiltração de células inflamatórias, edema, fibrose da túnica própria, proliferação de glândulas serosas mucosas, formação de pseudocistos intersticiais, formação de pólipos, hialinização do revestimento do tecido conjuntivo, trombose de vasos sanguíneos e alterações metaplásicas e degenerativas no revestimento epitelial. Este estudo, baseado nas alterações histopatológicas, sugere uma aparente relação direta entre a periodontite moderada e grave dos dentes molares superiores e as alterações patológicas que resultam no espessamento da mucosa do seio maxilar.

Abrahams et al (1995)[26] realizaram um estudo para determinar se a doença do seio maxilar é mais prevalente em pacientes com doença periodontal do que num grupo de controlo com idade e sexo correspondentes e para avaliar radiograficamente uma associação da doença focal do seio maxilar com a doença periodontal. DentaScans maxilares de 84 pacientes (168 seios maxilares) com doença periodontal foram retrospetivamente avaliados quanto à presença ou ausência de doença do seio maxilar. Este grupo foi comparado com uma população de controlo de 84 pacientes, com a mesma idade e sexo, que foram encaminhados para exames de TC da cabeça ou do pescoço, nos quais os seios maxilares (incluindo os seus aspectos inferiores) foram visualizados. Para a probabilidade de doença sinusal nos pacientes em comparação com os controlos, foi calculado um odds ratio e um intervalo de confiança de 95% utilizando o SYSTAT versão 5.2. Na segunda parte do estudo, a população de pacientes foi classificada da seguinte forma para estabelecer uma relação causal: grau 0, nenhuma doença sinusal; grau 1, doença sinusal focal não adjacente à doença periodontal (improvável de ser causada pela doença periodontal); grau 2, doença sinusal não focal (opacificação completa, níveis de ar-fluido ou espessamento mucoperiosteal difuso; causa indeterminada); e grau 3, doença sinusal focal adjacente à doença periodontal (provável de ser causada pela doença periodontal). Na população em estudo - doentes com doença periodontal que foram encaminhados para DentaScans - 100 de 168 (60%) seios nasais tinham doença sinusal; na população de controlo, apenas 49 de 168 (29%) seios nasais tinham doença sinusal. O odds ratio para doença do seio maxilar na população de pacientes comparada com os controlos foi de 3,6 (intervalo de confiança de 95%, 2,3-5,6; p < .0001). Os resultados da classificação da população de sujeitos na segunda parte do estudo foram grau 0, 68 seios (41%); grau 1, quatro seios (2%); grau 2, 32 seios (19%); e grau 3, 64 seios (38%). O estudo demonstrou, assim, um aumento de duas vezes na doença do seio maxilar em pacientes com doença periodontal e uma relação causal.

Arias-Irimia et al (2010)[27] realizaram um estudo para identificar e avaliar a frequência das diferentes condições odontogénicas que podem levar à sinusite maxilar. Foi realizada uma meta-análise retrospetiva de 770 casos de sinusite maxilar obtidos a partir de uma revisão de literatura de 15 artigos. Observou-se que a sinusite maxilar se manifesta mais frequentemente como sinusite maxilar crónica. É mais comum no sexo feminino e é mais frequentemente diagnosticada na quinta década de vida, afetando predominantemente os molares, sendo o primeiro molar o dente mais frequentemente envolvido. Em relação ao agente etiológico, a iatrogenia foi, de longe, a causa mais frequente desta doença (55, 97%). Outras possíveis etiologias incluíram: a periodontite (40, 38%) e os quistos odontogénicos (6, 66%).

Vallo et al (2010)[9] examinaram 5021 participantes num Inquérito de Exame de Saúde de 2000, representativo a nível nacional, utilizando radiografia panorâmica. A prevalência de espessamento da mucosa foi de 12% e de quistos antrais da mucosa (CMA) de 7%, sendo ambos duas vezes mais frequentes nos homens do que nas mulheres. O espessamento da mucosa foi mais comum na faixa etária de 40 a 49 anos, enquanto que os CMAs foram mais frequentemente observados nas faixas etárias mais jovens. Os achados dentários patológicos e os tratamentos de canal radicular foram significativamente associados ao espessamento da mucosa, mas não aos MACs. Os rácios de probabilidades de bolsas infra-ósseas verticais foram 5,2 vezes superiores aos de desdentados. Este estudo representativo a nível nacional indicou que as infecções dentárias são etiológicas para o espessamento da mucosa antral, mas não para as MACs.

Ji-Young Yoo et al (2011)[28] investigaram o padrão de cicatrização da membrana mucosa após a extração de dentes necessária devido a doença periodontal no seio maxilar. Cento e três pacientes com 119 seios maxilares foram investigados. Antes da colocação do implante, foi efectuada uma tomografia computorizada (TC) de feixe cónico. Foram registadas as causas da extração, o tempo decorrido desde a extração, o tabagismo, a doença periodontal nos dentes adjacentes e o sexo. Além disso, a espessura da membrana mucosa do seio maxilar e a altura do osso alveolar residual na área extraída foram calculadas a partir de imagens de TC. A espessura da membrana mucosa no grupo com doença periodontal era maior do que no grupo com doença pulpar e no grupo com fratura dentária. As causas da extração, o tempo decorrido desde a extração e o sexo estavam relacionados com um espessamento da membrana mucosa do seio maxilar. Em contraste, a altura do osso alveolar residual na área extraída, a doença periodontal nos dentes adjacentes e o tabagismo não mostraram qualquer relação com o espessamento da membrana mucosa do seio maxilar. Os autores revelaram diferenças distintas nos padrões de cicatrização de acordo com as causas da extração no seio maxilar, especialmente a doença periodontal, que resultou num espessamento mais grave da membrana mucosa.

Phothikhun et al. (2012)[17] determinaram a relação entre os achados dentários e as anomalias da mucosa do seio maxilar em pacientes dentários, utilizando a tomografia computorizada de feixe cónico (CBCT). Foram avaliados os achados dentários dos dentes posteriores superiores, incluindo perda óssea periodontal, lesões periapicais e obturações de canais radiculares. Foi registada a presença de espessamento da mucosa e de quistos da mucosa do seio maxilar. A análise de regressão logística foi utilizada para determinar a influência da perda óssea periodontal, das lesões periapicais e das obturações dos canais radiculares nestas anomalias da mucosa do seio maxilar. O espessamento da mucosa esteve presente em 42% dos pacientes e em 29,2% dos seios estudados. Os cistos de mucosa foram observados em 16,4% dos pacientes e em 10% dos seios da face estudados. Ambas as anomalias estavam presentes mais frequentemente no sexo masculino do que no feminino. A perda óssea periodontal severa foi significativamente associada ao espessamento da mucosa, enquanto que as lesões periapicais e obturações de canais radiculares não o foram. Não houve associação entre os achados dentários e os quistos da mucosa. Concluiu-se que a perda óssea periodontal grave foi significativamente associada ao espessamento da mucosa do seio maxilar. Os seios paranasais com perda óssea periodontal grave tinham três vezes mais probabilidade de apresentar espessamento da mucosa. Os quistos da mucosa não foram associados a quaisquer achados dentários.

Sheikhi et al. (2013)[29] examinaram a associação entre a MT do seio e a perda óssea periodontal (PBL) e a condição pulpoperiapical. Foi analisado um total de 180 imagens de CBCT. A PBL foi avaliada em seis pontos sob cada seio nas faces mesial e distal do segundo pré-molar superior e do primeiro e segundo molares, medindo a distância da crista alveolar ao ponto 2 mm abaixo da junção cemento-esmalte. A MT foi avaliada em seis pontos no assoalho do seio maxilar, precisamente sobre os pontos mencionados. Para avaliar o possível papel da condição pulpo-periapical na MT do seio, os dentes existentes foram classificados em cinco grupos, de acordo com o provável efeito de cada condição sobre a polpa e o periápice. A associação estatística entre a MT do seio e do LPB e a condição pulpoperiapical foi avaliada utilizando o software SPSS e os testes estatísticos de correlação bivariada e regressão linear binária. A MT foi observada em 39,4% dos pacientes, enquanto o PBL foi observado em 33% dos pacientes. O teste de regressão linear mostrou que existe uma associação entre o PBL e a condição pulpoperiapical e a MT, mas o efeito do PBL foi cerca de 4 vezes mais forte. Este estudo concluiu que a MT do seio maxilar era comum entre os pacientes com PBL e a MT do seio maxilar estava significativamente associada à PBL.

Dagassan-Berndt et al (2014)[30] examinaram a espessura das membranas
Schneiderianas em pacientes com doença periodontal avançada. 17 pacientes
dentados programados para cirurgia periodontal em molares superiores foram
recrutados consecutivamente e a TCFC foi realizada para diagnóstico pré-
operatório. Vinte e um pacientes que necessitavam de planeamento baseado em
tomografia computorizada de feixe cónico para colocação de implantes na maxila
posterior edêntula serviram de controlo. A espessura da membrana Schneideriana
medida a partir da TCFC foi significativamente maior no grupo dentado em
comparação com o grupo edêntulo, tanto na posição do primeiro como do segundo
molar. No grupo dentado, os sinais clínicos de destruição periodontal (aumento da
profundidade da bolsa de sondagem ou envolvimento da furca) não foram
associados à espessura da membrana Schneideriana. As lesões periapicais e a
distância entre as pontas das raízes e o seio maxilar revelaram uma associação
significativa com a espessura da membrana Schneideriana. Nas regiões molares
com destruição periodontal, ocorreu espessamento da membrana Schneideriana,
particularmente em combinação com pequenas camadas ósseas acima das pontas
das raízes ou lesões periapicais.

Block et al (2014)[31] efectuaram uma revisão retrospetiva de exames de
tomografia computorizada de feixe cónico (CBCT) para 1) determinar a prevalência
de espessamento da membrana sinusal numa série consecutiva de pacientes; 2)
identificar a prevalência de dentes saudáveis ou não saudáveis associados ao
espessamento da membrana sinusal; e 3) documentar as alterações da membrana
sinusal após a remoção de dentes não saudáveis. Os pacientes consecutivos foram

submetidos a exames de TCFC e os seios paranasais foram classificados. O grau 1 representou um espessamento da membrana de 0 a menos de 2 mm; o grau 2 representou um espessamento de 2 a 5 mm; o grau 3 representou um espessamento da membrana ou do material superior a 5 mm até ao nível do óstio; e o grau 4 representou material de tecido mole superior ao óstio. As imagens dos cortes transversais foram examinadas através do software do fabricante do aparelho de TCFC. Oitocentos e trinta e um pacientes tiveram 1.662 seios avaliados, com espessamento de pelo menos uma membrana sinusal em 46,7% (388 pacientes) e 30,1% (469) de todos os seios avaliados. A prevalência de pacientes e seios com espessamento da membrana sinusal, segundo os critérios de classificação, foi de grau 2 em 36,8% dos pacientes e 24,3% dos seios, grau 3 em 6,0% dos pacientes e 3,7% dos seios e grau 4 em 3,6% dos pacientes e 2,2% dos seios. Dos seios com espessamento, 80,6% eram de grau 2, 12,2% de grau 3 e 7,2% de grau 4. Dos 469 seios da face com espessamento de membrana, 210 eram adjacentes a dentes não saudáveis, 233 eram adjacentes a dentes saudáveis e 26 estavam em maxilas edêntulas. Dos 210 dentes não saudáveis, 30 tinham exames de CBCT pós-extração disponíveis para avaliação. O espessamento da membrana sinusal de grau 2 mostrou uma resolução de 75% para grau 1 após a remoção do dente adjacente. Os seios paranasais de grau 3 resolveram em 25% para grau 1 e grau 2, com 50% permanecendo no grau 3. Havia dois seios paranasais de grau 4 com exames de acompanhamento, sendo que um resolveu para o grau 2 e o outro permaneceu no grau 4. O espessamento da membrana sinusal está presente em 46,7% dos pacientes que se apresentam numa clínica de cirurgia oral e maxilofacial. O estudo concluiu que a prevalência de espessamento da membrana sinusal era quase igual em associação com dentes saudáveis e não saudáveis.

Goller-Bulut et al (2015)[8] investigaram a relação entre a MT do seio maxilar e o PBL e a condição periapical dos dentes relacionados. Foram examinadas, retrospetivamente, imagens de TCFC de 205 pacientes com 410 seios maxilares. Foi observado um total de 582 molares superiores e 587 pré-molares. A relação de cada raiz com o seio maxilar e as lesões apicais dessas raízes foram classificadas, o PBL foi examinado e as situações dos dentes adjacentes foram estimadas. O efeito dessas condições na MT do seio foi avaliado. Houve uma correlação significativa entre a MT do seio maxilar e o PBL e a idade. A frequência da MT aumentou com o aumento da gravidade da lesão apical. Foi encontrada uma correlação positiva entre a MT e o grau de PBL e as lesões periapicais. Este estudo mostrou que a MT do seio maxilar era comum entre os pacientes com PBL e MT e estava significativamente associada ao PBL e às lesões apicais. A relação do seio maxilar com os dentes adjacentes também teve correlação positiva com a MT. Assim, as imagens de TCFC permitiram uma melhor avaliação do seio maxilar, dos dentes posteriores e das estruturas circundantes, em comparação com outras ferramentas de imagem.

Ren et al (2015)[32] realizaram um estudo para caraterizar e medir as membranas Schneiderianas de indivíduos com doenças periodontais na China e para analisar os factores que afectam a espessura da mucosa do seio maxilar utilizando a CBCT. Uma coorte de 221 pacientes com doença periodontal foi submetida a um exame de TCFC transversal. Vários parâmetros, incluindo idade, sexo, perda óssea alveolar, lesões de furca e bolsas infra-ósseas verticais, foram analisados como correlatos da MT. A espessura da mucosa sinusal $\geq$ 2 mm foi qualificada como MT. A MT foi detectada em 103 (48,9%) pacientes, aumentando em frequência à medida que o grau de perda óssea alveolar avançava (leve, 14,5%; moderada, 29,5%; severa, 87,9%). A associação entre a MT e as bolsas infra-ósseas verticais foi estatisticamente significativa (P < 0,001). A probabilidade de MT aumentou com a perda óssea periodontal moderada [odds ratio (OR) = 1,02] e severa (OR = 4,62) (P < 0,001), bem como com lesões de furca (OR = 2,76) e bolsas infra-ósseas verticais (OR = 13,58). Relativamente ao caso dos pacientes com periodontite e mucosa normal, a probabilidade de MT aumentou drasticamente à medida que a perda óssea alveolar se agravou. As patologias periodontais (i.e. lesões de furca e bolsas infra-ósseas verticais) também tiveram maior probabilidade de coincidir com a MT.

Eggmann et al (2016)[33] efectuaram uma revisão sistemática para analisar a relação entre patologias periapicais e periodontais na maxila posterior e o aspeto da membrana de Schneiderian na TCFC em comparação com dentições sãs. Foram incluídos estudos clínicos em humanos que utilizaram a TCFC e continham informações sobre o estado periapical/periodontal no maxilar posterior e a aparência da membrana de Schneider. Foi aplicado um método de contagem de votos ponderados (WVC) para resumir os resultados dos estudos. Dos 413 registos, foram incluídos 20 estudos. Na WVC, os estudos que observaram uma associação positiva entre as lesões periapicais e o aspeto da membrana de Schneider superaram os que não encontraram essa associação (WVC 51% e WVC 33%, respetivamente), com alguns estudos a apresentarem resultados indeterminados (WVC 16%). Relativamente à relação entre as patologias periodontais e o aparecimento da membrana Schneideriana, a WVC produziu um empate entre os estudos que demonstraram uma associação positiva (WVC 46 %) e os que não demonstraram qualquer associação (WVC 44 %); um estudo (WVC 10 %) apresentou resultados indeterminados. Nos exames de TCFC, é provável que as lesões periapicais na maxila posterior estejam associadas ao espessamento da membrana Schneideriana, mas a evidência atual relativa à relação entre as doenças periodontais e o aspeto da membrana Schneideriana na TCFC é inconclusiva.

2.   ESPESSAMENTO DA MUCOSA DEVIDO A UMA CAUSA ODONTOGÉNICA.

Kari Soikkonen et al (1995)[34] efectuaram um estudo para identificar a prevalência de achados radiográficos dos seios maxilares, no qual 293 indivíduos idosos foram investigados com recurso a radiografia panorâmica: 124 indivíduos eram edêntulos em ambos os maxilares, 167 tinham uma maxila edêntula e 169 tinham pelo menos um dente natural remanescente. Cistos mucosos ou espessamentos difusos da mucosa foram encontrados em 12% dos indivíduos. Dos espessamentos da mucosa, 70% foram encontrados em indivíduos com maxilar superior dentado (p < 0,05), sugerindo uma origem odontogénica para essa proporção (40%) que excede a prevalência em indivíduos edêntulos na maxila. O facto de a prevalência de quistos mucosos ter sido de 5% tanto nos indivíduos com maxilar superior dentado como naqueles com maxilar superior edêntulo sugere causas não odontogénicas.

Bomeli et al. (2009)[35] realizaram um estudo para compreender as caraterísticas da sinusite maxilar aguda odontogénica e para determinar a frequência de uma infeção dentária causadora em pacientes com evidência radiográfica de fluido do seio maxilar. Foi efectuada uma revisão retrospetiva de 101 tomografias computorizadas dos seios maxilares com fluido do seio maxilar unilateral ou bilateral. Cada seio maxilar foi classificado de acordo com a extensão do fluido, o grau de espessamento da mucosa e a presença de patologia dentária. A análise univariada do qui-quadrado foi utilizada para identificar potenciais caraterísticas radiológicas e demográficas preditivas de fluido sinusal. A regressão logística multivariada foi então utilizada para determinar quais as caraterísticas que eram independentemente preditivas. 124 dos 202 seios maxilares (61%) tinham fluido sinusal. A análise univariada excluiu a idade, o género e a cirurgia prévia como caraterísticas preditivas. A análise multivariada incluiu as caraterísticas radiográficas de fístula oroantral, abcesso periapical, doença periodontal, projeção da raiz do dente e cárie dentária. Destes, apenas a fístula oroantral e a combinação de doença periodontal com uma raiz dentária projectada ou abcesso periapical foram identificados como fontes significativas de sinusite maxilar. Nos seios maxilares com <1/3 de opacificação por líquido, 17% tinham uma fonte de infeção dentária. Nos seios com 1/3 a 2/3 de opacificação por líquido, 53% tinham uma fonte dentária identificável, e nos seios com >2/3 de opacificação por líquido, 79% tinham uma fonte dentária identificável. O espessamento da mucosa demonstrou uma relação semelhante com as fontes dentárias, de modo que os seios nasais com opacificação de fluido >2/3 e espessamento moderado da mucosa tinham 86% de probabilidade de ter uma fonte dentária identificável. Assim, as infecções odontogénicas são frequentemente a fonte de sinusite maxilar aguda, especialmente se os achados radiográficos de sinusite forem graves.

Shanbhag et al. (2013)[36] examinaram a relação entre dentes com lesões periapicais ou doença periodontal e espessamento da mucosa sinusal utilizando imagens de tomografia computorizada de feixe cónico (CBCT). Os exames de TCFC de 243 pacientes (485 seios paranasais) foram avaliados retrospetivamente quanto à presença de lesões periapicais e/ou doença periodontal nos dentes maxilares posteriores e espessamento da mucosa sinusal associado. O espessamento >2 mm foi considerado patológico e foi categorizado por grau (2-5 mm, 5-10 mm e >10 mm) e tipo (plano ou polipoide). A MT > 2 mm foi observada em 147 (60,5%) pacientes e 211 (44,6%) seios paranasais e era principalmente do tipo "plano". A análise bivariada revelou associações significativas entre espessamento da mucosa >2 mm e sexo (masculino), idade (>60 anos), e dentes com lesões periapicais e doença periodontal. A análise de regressão multivariada identificou que os dentes com lesões periapicais estavam associados ao espessamento da mucosa >2 mm. Concluiu-se que o espessamento da mucosa sinusal é um achado radiográfico comum, com maior probabilidade de ser observado no sexo masculino e em relação a dentes com lesões periapicais.

Jerome R. Lechien et al (20 1 4)[37] realizaram uma revisão sistemática para estudar as causas da rinossinusite maxilar crónica odontogénica (RMCS), a idade média dos pacientes, a distribuição por sexo e os dentes envolvidos. Foi realizada uma revisão baseada na EMBASE, Cochrane e PubMed de todos os casos descritos de RSMC odontogénica de janeiro de 1980 a janeiro de 2013. Questões de relevância clínica, como a etiologia primária e os dentes envolvidos, foram avaliadas para cada caso. Das 190 publicações identificadas, 23 foram selecionadas para um total de 674 pacientes, seguindo os critérios de inclusão. De acordo com estes dados, a principal causa de RSMC odontogénica é iatrogénica, representando 65,7% dos casos. Seguem-se as patologias periodontais apicais (granulomas apicais, quistos odontogénicos e periodontite apical), que representam 25,1% dos casos. Os dentes mais frequentemente envolvidos são os primeiros e segundos molares. Assim, a RSMC odontogénica é uma doença comum que deve ser suspeitada sempre que um paciente submetido a tratamento dentário apresente rinossinusite crónica maxilar unilateral.

Matsumoto et al (20 1 5)[38] realizaram uma análise retrospetiva de dados para identificar as causas da sinusite paranasal unilateral, que ocorre frequentemente em cuidados médicos de rotina e está muitas vezes associada a infeção odontogénica. 190 foram diagnosticados com base em sinais clínicos, sintomas e achados de imagem, incluindo TC, ortopantomografia e outras modalidades. Os doentes foram classificados em três grupos: doentes com envolvimento de infeção odontogénica (Grupo A); doentes sem envolvimento de infeção odontogénica (Grupo B); e doentes com envolvimento inconclusivo de infeção odontogénica (Grupo C). A causa mais frequente de sinusite paranasal unilateral foi a infeção odontogénica, presente em 138 casos (72,6%), seguida da inflamação crónica em 43 casos (22,6%). Entre os doentes diagnosticados com infeção odontogénica, um doente foi também diagnosticado com pólipos e micoses coexistentes. O envolvimento de infeção odontogénica foi implicado em aproximadamente 70% dos casos de sinusite paranasal unilateral. Foi observado que a sinusite maxilar odontogénica pode ser difícil de diagnosticar, sendo recomendada a consideração de exames imagiológicos realizados em várias condições.

3. IMAGIOLOGIA DO SEIO MAXILAR E MÉTODOS DE ANÁLISE DO ESPESSAMENTO DA MUCOSA

Yoshiura et al. (1993)[39] examinaram os achados de TC de 68 pacientes com sinusite maxilar para diferenciar entre inflamação de origem sinusal e de origem dentária. Classificaram a sinusite maxilar em quatro tipos, de acordo com os sintomas clínicos, a história e os achados radiográficos convencionais: tipo 1, sinusite simples; tipo 2, sinusite odontogénica; tipo 3, sinusite mista; tipo 4, ligeira anomalia sinusal com uma lesão dentária. Foi analisada a relação entre o tipo de sinusite maxilar e os achados tomográficos. A sinusite do tipo 1 apresentava alterações patológicas graves tanto na mucosa como no osso, que frequentemente se estendiam à cavidade nasal e a outros seios paranasais. A sinusite de tipo 2 apresentava uma patologia localizada no pavimento antral unilateral. A sinusite de tipo 3 apresentava uma patologia grave caraterística do tipo 1 combinada com a sinusite de tipo 2. A sinusite do tipo 4 pode ser diferenciada pelos achados da TC em sinusite do tipo 1 ou do tipo 2. A classificação da sinusite desta forma tem implicações no planeamento do tratamento, pelo que concluíram que a TC deve ser realizada quando a radiografia convencional não fornece informações suficientes.

Burke et al. (1994)[1] 9 determinaram a sensibilidade e a especificidade das radiografias dos seios nasais de pacientes com diagnóstico clínico de sinusite aguda. Foram incluídos no estudo 30 pacientes adultos, não grávidas, do serviço de urgência, com diagnóstico clínico de sinusite aguda e que cumpriam os critérios do estudo. As radiografias dos seios nasais foram obtidas imediatamente após a entrada no estudo e as tomografias computorizadas dos seios nasais foram efectuadas no prazo de 72 horas. Os critérios radiológicos para sinusite foram definidos como mais de 3 mm de espessamento mucoperiosteal, um nível de ar/fluido ou opacificação. Todos os filmes foram lidos de forma cega. Um terceiro radiologista interpretou os exames de TC quando os radiologistas iniciais discordaram. Foi relatado que as tomografias computadorizadas dos seios paranasais foram obtidas em 29 dos 30 pacientes. Os radiologistas interpretaram 28 das 29 tomografias de forma idêntica, sendo que 21 foram positivas para sinusite. A sensibilidade e a especificidade das radiografias foram de 57% e 88%, 62% e 88%, 67% e 75%, e 48% e 100% para os dois radiologistas e os dois médicos, respetivamente. Quatro seios etmoidais, cinco frontais e cinco esfenoidais estavam opacificados ou apresentavam níveis de fluido aéreo na tomografia computadorizada. Nenhum seio etmoidal, frontal ou esfenoidal foi interpretado como opacificado ou com um nível de fluido de ar na radiografia simples. A sensibilidade e a especificidade da opacificação do seio maxilar ou do nível A/F na radiografia foram de 70% e 100%, 70% e 100%, 70% e 96%, e 70% e 96% para os dois radiologistas e os dois médicos, respetivamente. As concordâncias médias (kappa) das interpretações das radiografias e tomografias computadorizadas para os quatro revisores foram de 0,34 para o diagnóstico de sinusite e 0,77 para opacificação do seio maxilar ou nível de fluido aéreo. Concluiu-se que as radiografias dos seios paranasais são menos sensíveis do que as tomografias computorizadas dos seios paranasais para a demonstração de alterações radiográficas consistentes com sinusite aguda. As radiografias simples dos seios paranasais podem não ser suficientemente fiáveis para ajudar na tomada de decisões clínicas. Se a gravidade da doença do doente exigir certeza diagnóstica, devem ser considerados estudos imagiológicos mais sensíveis, como a tomografia computorizada dos seios nasais.

Nishimura et al. (2001)[40] realizaram um estudo no qual foram examinados quinze doentes com sinusite maxilar odontogénica através de tomografia computorizada (TC) e foi analisada a cintigrafia óssea por tomografia computorizada de emissão de fotões únicos (bone SPECT). As alterações na atividade óssea associadas à alveolite maxilar causadora, avaliadas por SPECT ósseo, antes e depois da terapia conservadora, foram correlacionadas com as alterações patológicas na mucosa e no óstio do seio maxilar demonstradas nas imagens de TC após a terapia conservadora. Concluíram que esta combinação de métodos de imagem é valiosa para prever o prognóstico e selecionar tratamentos adequados para a doença.

Nair et al. (2010)[41] tentaram descrever e delinear as caraterísticas radiográficas da sinusite maxilar de origem odontogénica. Três casos de terapia endodôntica fracassada que apresentavam sinais e sintomas clínicos confusos foram submetidos a imagens tridimensionais com tomografia computadorizada volumétrica de feixe cônico (TCFC) para avaliar as alterações nos seios maxilares. A TCFC mostrou envolvimento variável do seio maxilar ipsilateral em todos os 3 casos. A apresentação variou desde a presença de fluido intrassinusal até à resposta óssea reactiva no seio. O estudo demonstrou que a TCFC, como meio auxiliar de diagnóstico para avaliar o envolvimento dos seios maxilares em casos de insucesso do tratamento endodôntico, parece ajudar na formulação de um diagnóstico definitivo.

Maillet et al. (2011)[42] realizaram um estudo para descrever as caraterísticas radiográficas da sinusite maxilar odontogénica, tal como observadas em exames de TCFC, e para determinar se algum dente ou alguma raiz dentária estava mais frequentemente associado a esta doença. Oitenta e dois exames de TCFC previamente identificados como mostrando patose do seio maxilar foram examinados para sinusite de origem odontogénica em ambos os seios maxilares. Foram detectados 135 casos de sinusite maxilar com possível origem odontogénica. Destas, 37 ocorrências de sinusite eram de causas não odontogénicas, enquanto 98 instâncias eram dentárias associadas a alguma alteração na integridade do pavimento do seio maxilar. A média de espessamento da mucosa entre os casos de sinusite foi de 7,4mm. A probabilidade de envolvimento dos primeiros e segundos molares superiores foi 11 vezes maior do que a dos pré-molares, enquanto que a probabilidade de envolvimento de qualquer um dos molares foi igual. A raiz mais frequentemente associada à sinusite odontogénica é a raiz palatina do primeiro molar, seguida da raiz mesiobucal do segundo molar. Assim, as alterações nos seios maxilares aparecem associadas a patologia periapical em mais de 50% dos casos. Os dentes primeiros ou segundos molares superiores estão mais frequentemente envolvidos e raízes individuais ou múltiplas podem estar implicadas na sinusite. A utilização de exames de TCFC pode permitir a identificação de alterações no seio maxilar e de potenciais causas de sinusite.

Cymerman et al. (2011)[43] relataram o uso da TCFC na elucidação da patologia dentária como etiologia da sinusite maxilar. Foram efectuadas radiografias IOPA e TCFC na avaliação de três pacientes que apresentavam dor, congestão sinusal ou queixas respiratórias. No primeiro caso, foram realizadas extrações do terceiro molar impactado e do dente adjacente não restaurável. Nos dois segundos casos, foi realizada terapia endodôntica. Foi efectuado um acompanhamento radiológico com TCFC ou tomografia computorizada médica 6 a 12 meses após a realização dos procedimentos dentários. Todos os três doentes apresentavam sinusite grave que se resolveu após tratamento dentário adequado. O primeiro doente também apresentou uma melhoria acentuada da bronquite crónica após a conclusão do tratamento dentário. Em todos os doentes, a resolução completa ou quase total da sinusite, incluindo a erradicação do quisto de retenção de muco, foi confirmada por TCFC ou tomografia computorizada após o tratamento. Estes casos mostram a utilidade do exame de TCFC na avaliação de pacientes que apresentam queixas sinusais e dentárias simultâneas. Nestes três pacientes, a sinusite maxilar de origem odontogénica respondeu bem à erradicação da etiologia dentária.

Juliana Pelinsari Lana et al. (2011)[44] investigaram a presença de variações anatômicas e lesões do seio maxilar em TCFC de maxila necessárias para o planejamento de implantes dentários. Eles avaliaram uma amostra de 500 exames consecutivos de TCFC. Como a maioria dos exames de TCFC não permitia a avaliação da área próxima ao teto do seio maxilar, as variações anatômicas que ocorrem nesse local não foram avaliadas. As variações anatômicas detectadas foram pneumatização (83,2%), septos antrais (44,4%), hipoplasia (4,8%) e exostose (2,6%). As lesões identificadas foram espessamento da mucosa ($\leq$ 3 mm em 54,8% e > 3 mm em 62,6%), lesões polipoides (21,4%), descontinuidade do assoalho do seio (17,4%), nível de fluido aéreo (4.4%), espessamento ósseo da parede do seio maxilar (3,8%), antrolitos (3,2%), descontinuidade da parede lateral do seio (2,6%), opacificação do seio (1,8%) e corpo estranho (1,6%). O estudo concluiu que as variações anatómicas e as lesões do seio maxilar foram achados comuns nos exames de TCFC da maxila necessários para o planeamento de implantes dentários. A quantidade e o significado das variações anatómicas e lesões detectadas neste estudo reforçam a importância da tomografia computorizada no planeamento pré-operatório de implantes dentários.

Janner SFM. et al. (2011)[45] realizaram um estudo para determinar as dimensões da membrana Schneideriana utilizando a tomografia computorizada de feixe cónico limitada CBCT em indivíduos encaminhados para cirurgia de implantes dentários e para determinar os factores que influenciam a espessura da mucosa. O estudo incluiu 143 pacientes consecutivos encaminhados para colocação de implantes dentários na maxila posterior. Foi efectuado um total de 168 imagens de TCFC utilizando um campo de visão limitado de 4×4 cm, 6×6 cm ou 8×8 cm. Os cortes coronais reformatados de CBCT foram analisados relativamente à espessura e às caraterísticas da membrana Schneideriana em nove pontos de referência padronizados. Factores como a idade, o sexo ou o estado da dentição remanescente que poderiam influenciar as dimensões da membrana Schneideriana foram avaliados utilizando modelos de regressão linear univariados e multivariados. Os autores relataram que a espessura da membrana Schneideriana apresentava uma ampla variação, com os valores médios mais altos nas regiões médio-sagitais do seio maxilar. Os achados mucosos mais frequentes diagnosticados foram espessamentos planos da membrana Schneideriana (62 achados positivos, 37%). Para o modelo de regressão linear multivariada, apenas o género teve uma influência estatisticamente significativa na espessura média global e médio-sagital da mucosa do seio. Concluiu-se que existe uma grande variabilidade interindividual na espessura da membrana Schneideriana.

O género parece ser o parâmetro mais importante que influencia a espessura da mucosa em doentes assintomáticos.

Brüllmann et al. (2011)[46] realizaram um estudo para avaliar a coincidência da hiperplasia da mucosa no seio maxilar e os diagnósticos clínicos relacionados dos dentes maxilares posteriores encontrados em exames de TCFC. Um total de 204 pacientes que realizaram exames de TCFC entre 2006 e 2008 foram avaliados retrospetivamente. Os achados clínicos e de TCFC foram correlacionados utilizando os registos dos pacientes. Foram calculadas frequências absolutas, odds ratios (OR) e intervalos de confiança de 95% (IC 95%) para avaliações estatísticas. Verificou-se uma associação acentuada entre a periodontite e os sinais radiológicos de sinusite. O espessamento da parede basal da mucosa foi mais provável em pacientes com dentes cariados e não vitais em comparação com pacientes com dentes sãos e foi também maior do que o espessamento total da mucosa (OR=10,4; 95% CI=2,6-42,2). Os pacientes com dentes cariados e tratados endodonticamente tinham maior probabilidade de apresentar envolvimento da parede basal (OR=9,2;

IC 95%=3,3-25,2) do que os pacientes com dentes saudáveis. Os exames de CBCT revelaram uma correlação entre o espessamento da mucosa basal no seio maxilar e os dentes maxilares posteriores cariados ou a periodontite.

Maestre-Ferrin et al. (2011)[47] avaliaram a prevalência de sinais radiográficos de patologia do seio maxilar em pacientes submetidos a tratamento com implantes dentários e compararam a eficácia da radiografia panorâmica, da TC e da TC 3D com o software Implametric no diagnóstico de patologia sinusal. Trinta pacientes foram selecionados aleatoriamente entre os que estavam a ser planeados para receber restaurações implanto-suportadas no maxilar e que tinham uma radiografia panorâmica, uma TAC convencional e uma TAC 3D em formato digital. Os achados radiográficos do seio maxilar foram categorizados em: (1) sem sinais de patologia, (2) espessamento da mucosa, (3) cisto mucoso, ou (4) ocupação de todo o seio. Foram incluídos 17 mulheres e 13 homens, com idade média de 50,9 anos. Houve uma prevalência de 38,3% de anormalidades radiográficas (23,3% de espessamento mucoso, 10% de cisto mucoso e 5% de ocupação de todo o seio). Dos 23 seios que apresentavam sinais radiográficos de patologia, apenas 1 (4,3%) foi corretamente diagnosticado pela radiografia panorâmica. Concluiu-se que o achado radiográfico mais comum no seio maxilar foi o espessamento da mucosa, seguido de cistos mucosos e ocupação de todo o seio. A TC convencional pode ser considerada um método fiável para o diagnóstico de patologia do seio maxilar.

Gracco et al. (2012)[48] realizaram um estudo para identificar a prevalência de achados incidentais no seio maxilar numa grande amostra de pacientes ortodônticos por TCFC com um amplo campo de visão e avaliar as relações de tais anormalidades com a idade e o sexo. Foram estudados 533 exames de TCFC obtidos para diagnóstico ortodôntico e planeamento do tratamento numa população do norte de Itália. Foram registadas as frequências de pseudoquistos e de espessamento da mucosa do seio maxilar. Foram detectados pseudoquistos em 52 pacientes (10,1%) e 59 seios maxilares (5,75%). O espessamento da mucosa foi observado em 206 pacientes (40,1%) e 258 seios (25,1%). O género e a idade foram significativamente associados aos pseudoquistos e ao espessamento da mucosa, respetivamente. Os autores concluíram que metade dos pacientes ortodônticos apresentavam achados incidentais no seio maxilar. Os homens eram mais propensos a apresentar pseudocistos e os pacientes mais velhos (com idades entre 41 e 60 anos) eram mais propensos a apresentar espessamento da mucosa.

Rege et al. (2012)[49] investigaram anormalidades do seio maxilar em pacientes assintomáticos usando TCFC. 1113 TCFC foram avaliadas por dois examinadores e a identificação de anormalidades, a presença de lesões periapicais e a proximidade da parede inferior do seio foram registradas. Os dados foram analisados por meio de estatística descritiva, testes de qui-quadrado e estatística Kappa. As anomalias foram diagnosticadas em 68,2% dos casos. Houve diferença significativa entre os sexos e não houve diferença entre as faixas etárias. O espessamento da mucosa foi a anormalidade mais prevalente (66%), seguido de cistos de retenção (10,1%) e opacificação (7,8%). Não foi observada associação entre a proximidade das lesões periapicais e a presença e o tipo de alterações inflamatórias. Concluiu-se que as anormalidades no seio maxilar enfatizam a importância de o radiologista dentomaxilofacial realizar a interpretação de todo o volume de imagens da TCFC.

Dobele et al. (2013)[50] avaliaram a presença de variações anatómicas e patologia do seio maxilar utilizando a TCFC do maxilar onde está planeada a cirurgia pré-implante. Avaliaram uma amostra de exames de TCFC de 34 pacientes dentários (68 seios maxilares). A TCFC é utilizada para avaliar a mucosa e o fluxo de saída do seio maxilar e a prevalência de septos. O espessamento da mucosa foi medido e o fluxo de saída do seio foi classificado como aberto ou obstruído. O espessamento da mucosa foi encontrado em 48,5%, os septos em 20,6% e a opacidade total em 2,9% dos seios. O fluxo de saída do seio maxilar estava obstruído em 26,5% dos exames. Foi observada forte associação entre os sinais radiológicos de obstrução do óstio do seio maxilar e o espessamento da mucosa. As variações anatómicas e as lesões do seio maxilar foram achados comuns nos exames de TCFC da maxila necessários para o planeamento pré-protético dentário. Recomenda-se a realização de exames de TCFC de rotina, incluindo o óstio do seio maxilar, para avaliação de risco antes da cirurgia.

Shokri et al. (2014)[51] avaliaram imagens de TCFC de 220 pacientes para detetar os achados incidentais nos seios paranasais. Foram obtidas 100 imagens de TCFC para avaliação de implantes dentários, posição de dentes impactados e sua associação com estruturas vitais. O achado mais prevalente na TCFC nos seios maxilares (68%), frontais (70%) e esfenoidais (74%) foi a septação, enquanto que no seio etmoidal o espessamento plano da mucosa foi o mais frequente (28%). A prevalência de opacidade incompleta foi significativamente maior nos homens do que nas mulheres no seio maxilar direito. No seio esfenoidal, a septação foi significativamente maior no sexo feminino do que no masculino. A opacidade incompleta foi significativamente maior nos pacientes com mais de 30 anos do que nos mais jovens nos seios maxilar direito, frontal e etmoidal. No seio frontal, o espessamento da mucosa plana foi significativamente maior nos doentes com mais de 30 anos do que nos mais jovens.

Vogiatzi et al. (2014)[52] analisaram a evidência disponível sobre a incidência de variações anatómicas ou doenças dos seios maxilares identificadas por CBCT em medicina dentária. Foi desenvolvido um questionário específico para pesquisar as bases de dados electrónicas MEDLINE, EMBASE, Cochrane Oral Health Group Trials Register e CENTRAL e identificar todos os artigos relevantes. Também foi incluída literatura não publicada no ClinicalTrials.gov, no National Research Register e na base de dados Pro-Quest Dissertation Abstracts and Thesis. Foram identificados vinte e dois estudos. Vinte eram estudos de coorte retrospectivos, um era um estudo de coorte prospetivo e um era um estudo de caso-controlo. As variações anatómicas mais comuns incluíam o aumento da espessura da membrana sinusal, a presença de septos sinusais e a pneumatização. A frequência de doença sinusal relatada variou amplamente, indo de 14,3% a 82%. Houve uma grande variação na prevalência relatada de espessamento da mucosa relacionada à patologia apical, o grau de opacificação luminal, caraterísticas de sinusite e a presença de cistos de retenção e pólipos. Foram relatados mais achados patológicos no seio maxilar em homens do que em mulheres, e a parede medial e o assoalho do seio foram os mais frequentemente afetados. Os autores concluíram que a TCFC deve ser utilizada principalmente para avaliar a anatomia óssea e para detetar patologia evidente dos seios maxilares antes do tratamento com implantes dentários.

Kihara et al. (2014)[53] determinaram a gama e a prevalência de condições patológicas e a demonstração de estruturas anatómicas significativas nos seios maxilares utilizando a TCFC. Foram realizadas séries de casos de 60 exames de TCFC do maxilar. 40 (67%) dos exames eram de pacientes do sexo feminino, enquanto os restantes 20 (33%) eram do sexo masculino. Notavelmente, a maioria das tomografias foi solicitada para os pacientes que pretendiam fabricar implantes dentários. No geral, 35 (58%) exames revelaram caraterísticas patológicas, enquanto 8 (13%) revelaram estruturas anatómicas significativas. As caraterísticas patológicas incluíram espessamento da mucosa em 26 (43%), lesões polipóides em 9 (15%), opacificação antral total em 1 (2%) e corpo estranho em 1 (2%). A caraterística anatómica mais comum foi a protrusão da raiz dentária para o interior dos seios maxilares em 8 (13%). Concluíram que a TCFC é uma ferramenta importante para a investigação de patologias nos seios maxilares e para a demonstração das relações anatómicas associadas.

Tadinada et al. (2015)[54] realizaram um estudo para avaliar a eficácia diagnóstica da radiografia panorâmica e da TCFC na deteção de patologia sinusal. Foi feita uma avaliação retrospetiva de pacientes que haviam sido submetidos a uma radiografia panorâmica e a um exame de TCFC. Foi avaliado um total de 100 seios maxilares. Quatro examinadores com vários níveis de especialização avaliaram as imagens utilizando um sistema de pontuação de cinco pontos. A análise da curva caraterística de operação do recetor foi realizada para avaliar a eficácia diagnóstica das duas modalidades. A análise das imagens foi repetida duas vezes, com um intervalo mínimo de duas semanas entre as sessões de avaliação. A fiabilidade interobservador foi avaliada através do alfa de Cronbach e a fiabilidade intraobservador foi avaliada através do kappa de Cohen. Foi relatado que a patologia do seio maxilar está presente em 72% dos pacientes. Foi observada uma elevada fiabilidade interobservador e intraobservador para ambas as modalidades de imagem e entre os quatro examinadores. As análises estatísticas utilizando curvas de caraterísticas de funcionamento do recetor demonstraram que as imagens de TCFC tinham uma área sob a curva maior (0,940) do que as radiografias panorâmicas (0,579). Assim, o estudo concluiu que a avaliação tridimensional do seio maxilar com a TCFC foi significativamente mais fiável na deteção de patologia do que a imagem panorâmica.

Bozdemir et al (2015)[55] investigaram as patologias dos seios paranasais detectadas na TCFC numa população adulta. Três observadores inspeccionaram retrospetivamente 353 exames consecutivos de TCFC obtidos num departamento de radiologia dentomaxilofacial para detetar patologias dos seios paranasais. Foram utilizadas estatísticas descritivas e testes de qui-quadrado para determinar a prevalência de parâmetros categóricos. A idade dos pacientes variou de 18 a 85 anos. Havia 172 do sexo feminino e 181 do sexo masculino. Houve diferença significativa entre os sexos, sendo que os homens (53,5%) apresentaram mais sinusopatias do que as mulheres (46,5%). Quando considerados os seios direito e esquerdo em conjunto, as patologias foram mais frequentes nos seios maxilares (57,1%), seguidos pelos seios etmoidais (53,7%), frontais (22,6%) e esfenoidais

(15,8%). O espessamento da mucosa foi a anormalidade mais frequentemente observada (51,7%), seguido de hipoplasia (17,5%) e sinusite (17,3%). Assim, a TCFC é um método de imagem preferível para avaliação dos seios paranasais.

Johann Malina-Altzinger et al. (2015)[56] realizaram um estudo para avaliar a validade e a fiabilidade inter e intra-examinadores dos achados radiográficos panorâmicos de diferentes variações anatómicas e patologias do seio maxilar, que tinham sido inicialmente pré-diagnosticadas por CBCT. Após a triagem de pares de imagens 2D panorâmicas e 3D de TCFC de pacientes que receberam tratamento no departamento de ambulatório, a predefinição de 54 condições selecionadas do seio maxilar foi inicialmente realizada em imagens de TCFC por dois consultores cegos, utilizando individualmente um questionário que definia dez diferentes achados clinicamente relevantes. Utilizando o mesmo questionário, estes consultores efectuaram a avaliação das radiografias panorâmicas num momento posterior. Os resultados foram analisados quanto a diferenças inter-imagens na avaliação do seio maxilar entre os métodos de imagem 2D e 3D. Além disso, dois grupos de residentes (primeiro ano e último ano de formação) realizaram duas execuções de diagnóstico das radiografias panorâmicas e os resultados foram analisados quanto à fiabilidade inter e intra-observador. Existe um risco moderado de falsos diagnósticos de achados do seio maxilar se for utilizada apenas a radiografia panorâmica. Com base nas dez condições predefinidas, apenas os quistos do osso maxilar que penetram no seio maxilar foram frequentemente detectados de forma diferente, comparando os diagnósticos 2D e 3D. Além disso, nas radiografias panorâmicas, a comparação inter-observador demonstrou que os septos basais foram significativamente classificados de forma diferente e a comparação intra-observador mostrou uma falta significativa de fiabilidade na deteção de quistos ósseos maxilares que penetram no seio. Assim, concluiu-se que a radiografia panorâmica fornece o maior número de informações sobre o seio maxilar e pode ser um método de imagem adequado. No entanto, os achados específicos do seio maxilar na imagem panorâmica podem ser baseados numa avaliação dependente do examinador. Por conseguinte, uma avaliação persistente e precisa de condições específicas do seio maxilar só pode ser possível utilizando a TCFC, uma vez que esta fornece informações adicionais em comparação com a radiografia panorâmica. Isto pode ser relevante para procedimentos cirúrgicos consecutivos; consequentemente, recomendamos a TCFC se for obrigatória uma avaliação pré-operatória precisa. No entanto, é necessário ter em conta a dose de radiação mais elevada e os custos da imagiologia 3D.

Raghav et al. (2016)[57] registaram a prevalência de patologias incidentais do seio maxilar em pacientes que apresentavam problemas dentários, utilizando os exames de TCFC realizados para fins de diagnóstico maxilofacial. Este estudo retrospetivo avaliou 201 pacientes (402 seios maxilares consecutivos em TCFC) para várias patologias incidentais do seio maxilar por dois observadores. Os achados patológicos foram categorizados como MT, opacificação, espessamento polipoidal da mucosa, outros (antrolito e descontinuidade do assoalho do seio) e nenhum achado patológico. Foram calculadas as correlações entre os achados patológicos e os factores idade e sexo. A prevalência para o total de achados incidentais é de 59,7%. O presente estudo mostrou que a MT (35,1%) foi o achado mais prevalente, seguido por opacificação (16,6%), espessamento polipoidal da mucosa (7,2%) e outros (0,7%). Não houve diferença estatisticamente significativa entre os géneros e entre os grupos etários. As anomalias incidentais do seio maxilar são altamente prevalentes nos pacientes dentários assintomáticos; por conseguinte, os radiologistas orais devem estar cientes destes achados incidentais e avaliar exaustivamente todo o volume de TCFC captado, o que pode ajudar no diagnóstico precoce, no tratamento e no acompanhamento do paciente.

Materiais e métodos

O presente estudo foi realizado com o objetivo de avaliar e comparar o efeito da terapia periodontal cirúrgica no espessamento da mucosa do seio maxilar através de RVG e CBCT.

A investigação clínica tem referido a inflamação periodontal como um fator etiológico dos seios maxilares odontogénicos, que provoca o espessamento da mucosa do seio. No entanto, existe uma escassez de literatura relativamente à redução do espessamento da mucosa do seio maxilar após uma terapia periodontal bem sucedida. Assim, sentiu-se a necessidade de realizar um ensaio clínico para verificar esta relação.

Foram selecionados 30 pacientes (13 homens e 17 mulheres) afectados por periodontite crónica, de ambos os sexos, com uma média de idades de 45,86 ± 5,84 anos (variando entre 36 e 56 anos), entre os que visitaram o Departamento de Periodontologia do nosso Instituto. Cada doente apresentava um espessamento bilateral da mucosa do seio maxilar.

O estudo foi iniciado após a autorização do Comité de Ética Institucional do nosso instituto. Foi concebido um formulário especial de modo a obter um registo sistemático e metodológico da observação e da informação. Este incluía uma história detalhada do caso, exame clínico, avaliação radiográfica, índices periodontais e consentimento escrito do paciente.

CRITÉRIOS DE INCLUSÃO

1.   Pacientes com diagnóstico de periodontite crónica generalizada moderada a

grave, avaliada pela profundidade de sondagem da bolsa (PPD) $\geq$5 mm e pelo nível de inserção clínica (CAL) $\geq$ 5 mm.

2.   Existência de pelo menos um primeiro e segundo molar ou segundo pré-molar em cada lado esquerdo ou direito.

CRITÉRIOS DE EXCLUSÃO

1.   Pacientes com sinais de sinusite aguda não odontogénica.

2.   Doentes com história de constipação comum e sinusite nos últimos 3 meses.

3.   Doentes com antecedentes de doenças sistémicas, alergias ou utilização de medicamentos.

4.   Pacientes que tenham sido submetidos a tratamento periodontal nos últimos 6 meses.

PROCEDIMENTO CLÍNICO

Trinta (13 homens e 17 mulheres) pacientes sistemicamente saudáveis com uma idade média de 45,86 $\pm$ 5,84 anos (intervalo 36 - 56 anos), com periodontite crónica generalizada moderada a grave, foram incluídos no presente estudo. Foram tiradas radiografias e apenas foram recrutados os doentes que apresentavam espessamento bilateral da mucosa do seio maxilar. Os locais selecionados foram distribuídos aleatoriamente pelo Grupo I, que é o grupo de controlo (que não recebeu terapia periodontal) e pelo Grupo II, que é o grupo de teste (que recebeu terapia periodontal). Cada paciente foi explicado sobre o procedimento de tratamento a ser efectuado e foi obtido um consentimento informado antes do início do estudo.

TERAPIA DE HIGIENE PRÉ-CIRÚRGICA

Cada paciente foi submetido a uma terapia de higiene pré-cirúrgica que consistiu numa sessão de instruções de higiene oral, destartarização e alisamento radicular e ajuste oclusal, conforme necessário. Seis semanas após a terapia inicial, os pacientes foram reavaliados para avaliar o controlo da placa bacteriana e a higiene oral geral. No dia do procedimento cirúrgico, antes da cirurgia, o registo dos dados clínicos foi efectuado pelo mesmo examinador em todos os pacientes. Para avaliar a higiene oral e a saúde gengival, foram obtidos o PI e o GI no início e aos 3 meses.

O Grupo I (grupo de controlo) não recebeu qualquer terapia de higiene pré-cirúrgica.

A. ÍNDICE DE PLACAS (Silness e Loe, 1964)

Este índice de placa é único entre os índices descritos até à data porque ignora a extensão coronal da placa na área da superfície do dente e avalia apenas a espessura da placa na área gengival do dente. Foi examinado nas unidades de pontuação dos dentes: superfícies distofacial, facial, mesiofacial e lingual. Foram utilizados um espelho bucal e um explorador dentário para avaliar o índice de placa.

Os critérios de pontuação foram os seguintes

SCORE	CRITERIA
0	No plaque in gingival area
1	A film of plaque adhering to the free gingival margin and adjacent area of the tooth. The plaque was recognized only by running a probe across the tooth surface
2	Moderate accumulation of soft deposits within the gingival pocket and on the gingival margin and/or adjacent tooth surface, which could be seen by the naked eye.
3	Abundance of soft matter within the gingival pocket and/or on the gingival margin and adjacent tooth surface

Foi obtido um índice de placa por pessoa somando todas as pontuações de placa e dividindo pelo número de superfícies examinadas.

Plaque Index (PI) =
$$\text{Plaque Index (PI)} = \frac{\textbf{Total plaque score}}{\textbf{No of surfaces examined}}$$

A seguinte escala nominal sugerida foi utilizada para a avaliação dos doentes.

Scores	Rating
0	Excellent
0.1-0.9	Good
1.0- 1.9	Fair
2.0- 3.0	Poor

B. ÍNDICE GENGIVAL (LOE E SILNESS, 1963)

Trata-se de um sistema para avaliar a gravidade da gengivite em quatro áreas possíveis. Os tecidos que rodeiam cada dente foram divididos em quatro unidades de pontuação gengival: a papila distofacial, a margem facial, a papila mesiofacial e toda a margem gengival lingual. Foi utilizada uma sonda periodontal romba (graduada de William) para avaliar o potencial de sangramento da margem gengival de acordo com os seguintes critérios

SCORE	CRITERIA
0	Normal gingival
1	Mild inflammation, slight change in color, slight edema, no bleeding on palpation
2	Moderate inflammation, redness, edema and glazing, bleeding on palpation
3	Severe inflammation, marked redness and edema, ulcerations, tendency of spontaneous bleeding

As pontuações de todas as superfícies foram somadas e divididas pelo número de superfícies examinadas, o que forneceu a pontuação do índice gengival por pessoa.

$$\text{Gingival Index (GI)} = \frac{\text{Total GI scores per tooth}}{\text{No. of surfaces}}$$

A pontuação numérica do índice gengival considerada para os diferentes graus de gengivite clínica foi a seguinte

Gingival scores	Condition
0.1 to 1.0	Mild gingivitis
1.1 to 2.0	Moderate gingivitis
2.1 to 3.0	Severe gingivitis

Após a fase de higiene da terapia, as medições dos tecidos moles foram determinadas até à marca milimétrica mais próxima, utilizando uma sonda periodontal desde a junção cemento-esmalte (JCE) até à margem gengival livre e desde a JCE até à base da bolsa periodontal. A recessão dos tecidos moles e o PPD também foram registados. Foram utilizados stents acrílicos oclusais feitos à medida para padronizar a angulação e a posição da sonda. Os stents oclusais foram fabricados com resina acrílica curada a frio num modelo de molde obtido a partir de uma impressão de alginato. Os stents oclusais cobriram a superfície oclusal do dente a ser tratado e as superfícies oclusais de pelo menos um dente nas direcções mesial e distal. Os stents também se estendiam apicalmente nas superfícies vestibular e lingual, de modo a cobrir o terço coronal dos dentes. Foi feito um sulco (plano guia) no stent em relação a cada dente envolvido para guiar a sonda periodontal durante a realização das medições. Esta técnica proporcionou um ponto de referência fixo e angulações fixas para as medições em cada local.

ANÁLISE RVG

Foram efectuadas medições de RVG para cada grupo, ou seja, o grupo de teste e o grupo de controlo, no início e aos 3 meses. A análise RVG incluiu a medição da espessura da mucosa do seio maxilar.

ANÁLISE DE TCFC

Foram efectuadas medições de CBCT para cada grupo, ou seja, o grupo de teste e o grupo de controlo, no início e aos 3 meses. A análise da TCFC incluiu a medição da espessura da mucosa do seio maxilar.

ARMAMENTÁRIO CIRÚRGICO (PLACA A CORES I)

Os instrumentos foram dispostos por uma ordem definida num campo esterilizado colocado num carrinho cirúrgico. Todos os equipamentos foram autoclavados. O arsenal cirúrgico era constituído por -

- Espelhos para a boca.

- A sonda periodontal graduada de William (Hu-Friedy, EUA).

- Sonda reta.

- Explorador número 23 e número 17.

- Pinça.

- Luvas descartáveis.

- Máscaras faciais descartáveis.

- Seringa descartável - 5ml e 2ml.

- Anestésico local (xilocaína HCl a 2% com adrenalina 1:200000).

- Pegas Bard parker.

- Lâminas n.º 11, 12 e 15.

- Elevador periosteal (24G Hu-Friedy, EUA).

- Curetas de Gracey.

- Tesouras - rectas e curvas.

- Pinça para tecidos.

- Suporte da agulha.

- Material de sutura Mersilk.

- Cotonetes de algodão.

- Bandeja para rins com soro fisiológico e seringa de irrigação.

- Prato Dappen.

- Coe - pak.

- Solução salina normal.

- Álcool desnaturado.

- Gluconato de clorexidina a 0,2 %.

PROCEDIMENTO CIRÚRGICO (PLACA A CORES II)

Após os exames de base, os pacientes entraram na fase cirúrgica da terapia periodontal. A anestesia local para os respectivos locais foi obtida com Xilocaína HCl a 2% com adrenalina (1:200000). Após anestesia adequada, o procedimento cirúrgico foi iniciado.

INCISÃO

Foi feita uma incisão intrassulcular que se estendia pelo menos um dente mesial e distal ao local de tratamento para libertar retalhos mucoperiostais de espessura total. Tentou-se preservar a papila interdentária sempre que possível.

REFLEXÃO DA ABA

O retalho mucoperiosteal de espessura total foi refletido para obter acesso para o desbridamento. Todo o tecido de granulação foi removido. As superfícies radiculares foram raspadas e aplainadas com instrumentos manuais. Foram colocadas suturas interdentárias interrompidas (mersilk 3-0) para obter uma aproximação adequada dos retalhos. Foi colocado um penso periodontal (Coepack®).

Cuidados de acompanhamento

Os doentes receberam instruções pós-cirúrgicas de rotina.
1. Aplicar o saco de gelo como indicado.
2. Não escovar os dentes na zona cirúrgica durante sete dias até à remoção do pacote.

3.   Enxaguar bem a boca depois de comer ou beber qualquer coisa.

4.   Não comer alimentos duros e quentes durante 48 a 72 horas após a cirurgia.

5.   Não apalpar a zona cirúrgica com a língua ou o dedo.

6.   Apresentar-se na clínica no dia seguinte.

Medicamentos incluídos
1.   Amoxicilina 500 mg t.i.d. durante 5 dias

2.   Ibuprofeno 400mg t.i.d. durante 5 dias.

3.   Utilização de um elixir bucal com clorexidina a 0,2% duas vezes por dia durante 2 semanas.

Os pacientes foram chamados de novo ao fim de uma semana e o penso periodontal e as suturas foram removidos. Os doentes receberam instruções para escovar suavemente a área com uma escova de dentes de cerdas macias, utilizando as técnicas de Charters.

AVALIAÇÃO PÓS-CIRÚRGICA (PLACA A CORES III)

Os pacientes foram avaliados clinicamente, bem como por RVG e CBCT aos 3 meses. Utilizando a sonda periodontal UNC-15, as medições de CAL, PPD e recessão gengival foram efectuadas de forma semelhante aos procedimentos de medição pré-cirúrgicos.

MEDIÇÕES DE RVG (PLACA A CORES IV)

Foi tirada uma radiografia IOPA de boa qualidade com técnica de paralelização com suporte de película (XCP Rinn) utilizando RVG e as medições lineares foram efectuadas na linha de base e 3 meses após a cirurgia para medir a espessura do revestimento da mucosa do seio maxilar utilizando software (DIGORA™ OPTIME RVG software, Finlândia).

MEDIÇÕES CBCT (PLACA A CORES V)

Todas as localizações dos grupos de teste e de controlo foram submetidas a avaliação por TCFC. Foi utilizado o sistema de imagiologia KODAK 9000C com o software de imagiologia KODAK para a avaliação da CBCT. Foi pedido ao doente que removesse todos os objectos metálicos e usasse um avental de chumbo. Pediu-se ao paciente que mordesse suave e naturalmente o bloco de mordida sem unir os incisivos. Os incisivos superiores foram centrados com o bloco de mordida. O paciente foi ajustado utilizando dois feixes de laser posicionais.

- O feixe laser de posicionamento médio-sagital

- O feixe laser de posicionamento 3D FoV

  A leitura digital era vista no ecrã do computador.

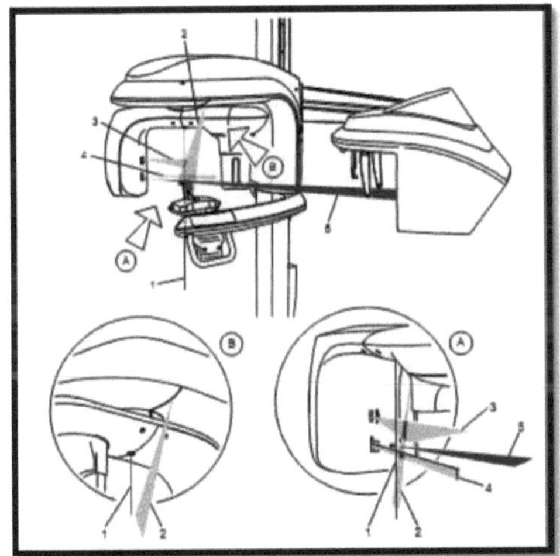

Figura 1. Posições de laser das unidades KODAK 9000C e KODAK 9000C

3D

1. Feixe de laser de posicionamento central 3D
2. Feixe laser de posicionamento médio-sagital
3. Feixe laser de posicionamento horizontal
4. Feixe laser de posicionamento do campo de visão 3D (FoV)
5. Cefalometria Frankfort posicionamento do raio laser

A análise CBCT foi efectuada no início e aos 3 meses após a cirurgia para medir o espessamento da membrana mucosa do seio maxilar.

Foi utilizado um software de CBCT disponível no mercado para a análise das imagens. As vistas panarómicas e transversais do maxilar foram reconstruídas para avaliação e medição.

AVALIAÇÃO DO ESPESSAMENTO DA MUCOSA

Durante as medições de RVG e CBCT, o assoalho do seio maxilar foi traçado na área de espessura da mucosa e isso determinou o comprimento total da mucosa espessada. Considerou-se que o espessamento da mucosa estava presente quando a espessura da mucosa do seio era ≥ 1 mm. A espessura foi medida em milímetros a partir do assoalho do seio até a borda mais alta da mucosa.

Foram efectuadas as seguintes medições

1. Espessura do revestimento da mucosa no ponto mais anterior (AP) (em mm).

2. Espessura do revestimento da mucosa no ponto mais posterior (PP) (em mm).

3.   Espessura do revestimento da mucosa num ponto a meio caminho entre o

ponto mais anterior e o ponto mais posterior (MP) (em mm).

4.   Espessura do revestimento mucoso no ponto de espessura máxima da

mucosa do seio (em mm).

INSTRUMENTAÇÃO

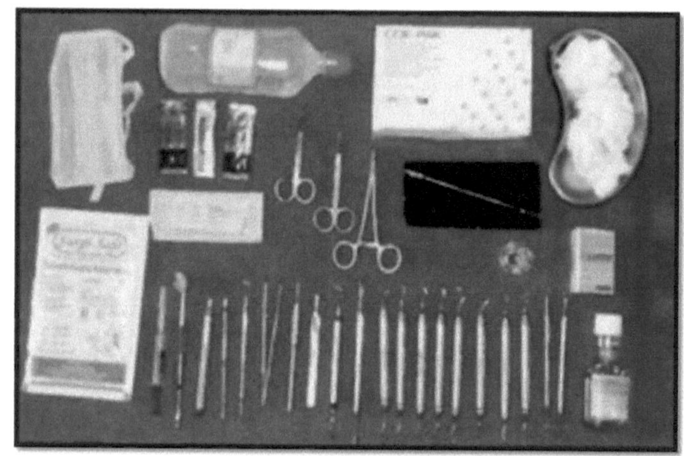

Armamento cirúrgico

PROTOCOLO CIRÚRGICO PARA O GRUPO II (GRUPO DE TESTE)

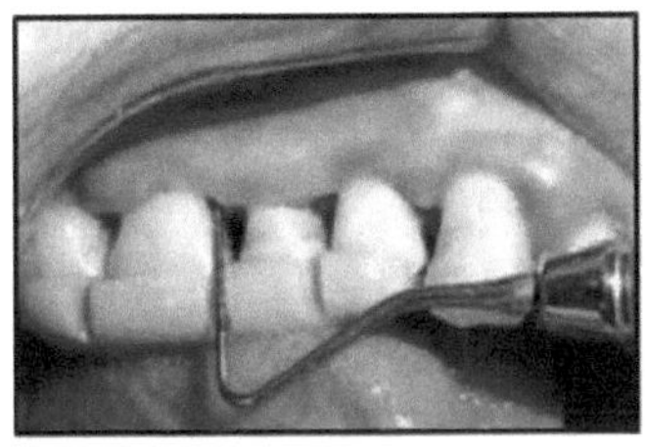

Preoperative

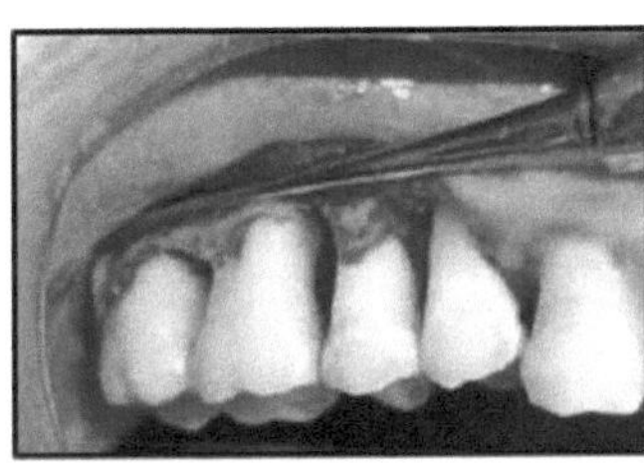

Flap Reflection and Debridement

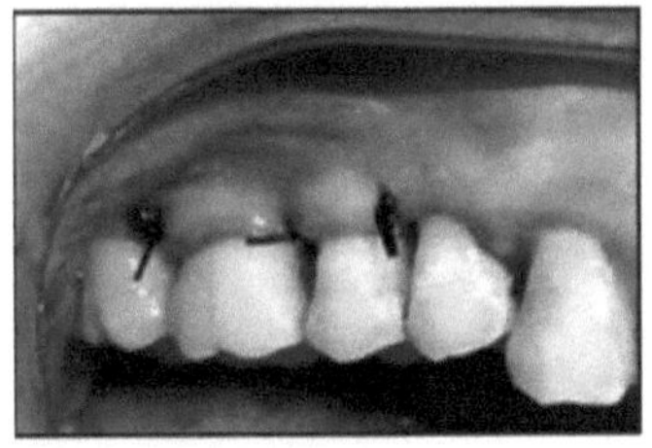

Sutured flap

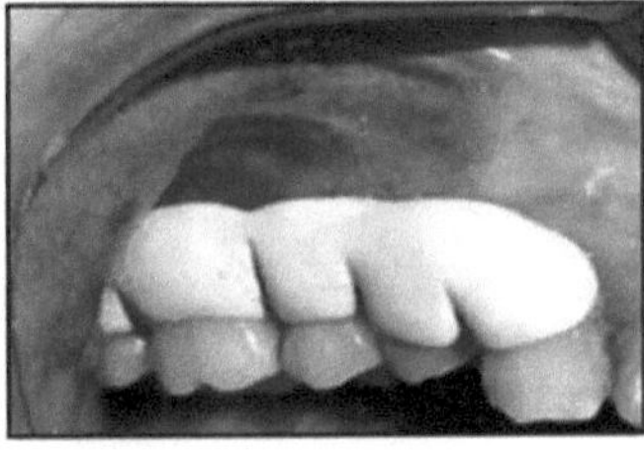

Application of Periodontal Dressing

PARÂMETROS CLÍNICOS DO GRUPO I (GRUPO DE CONTROLO) E DO GRUPO II (GRUPO DE ENSAIO)

Grupo I (Grupo de controlo)

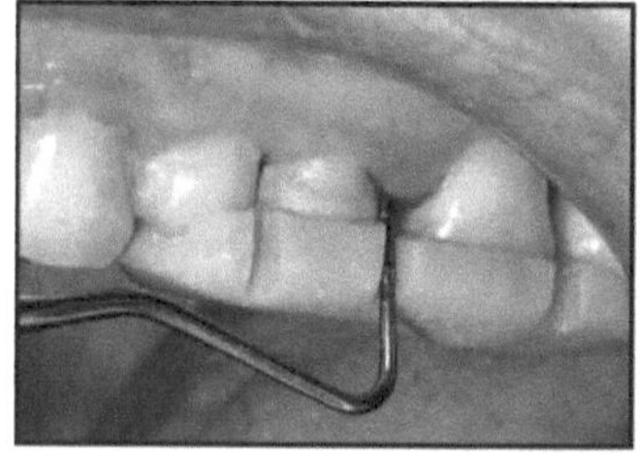

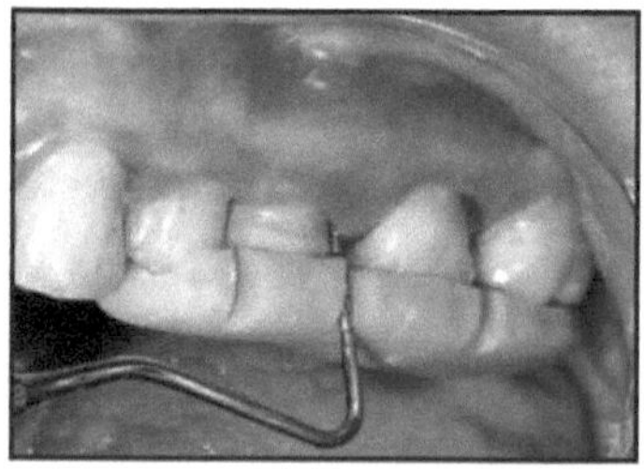

Baseline | 3 months

Grupo II (Grupo de teste)

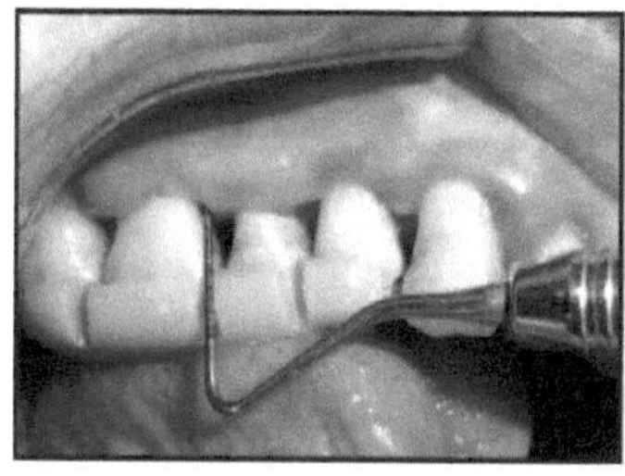

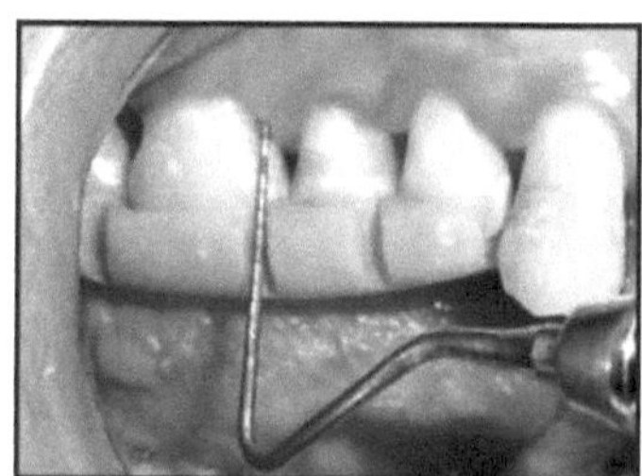

Baseline | 3 months

PARÂMETROS RVG

Grupo I (Grupo de controlo)

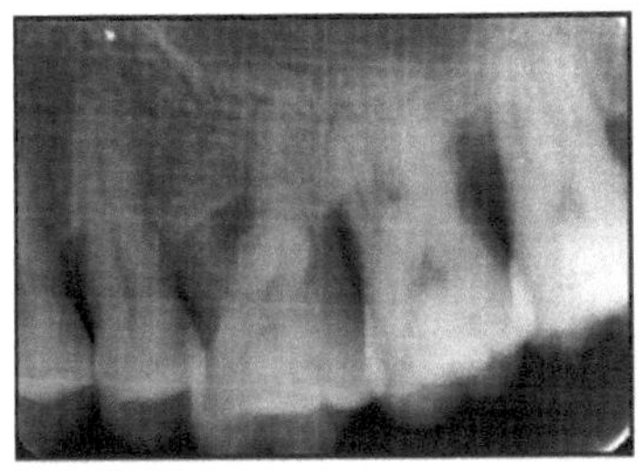

Baseline

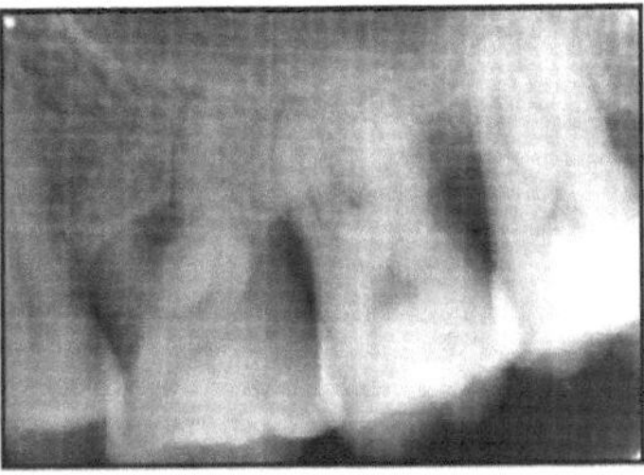

3 months

Grupo II (Grupo de teste)

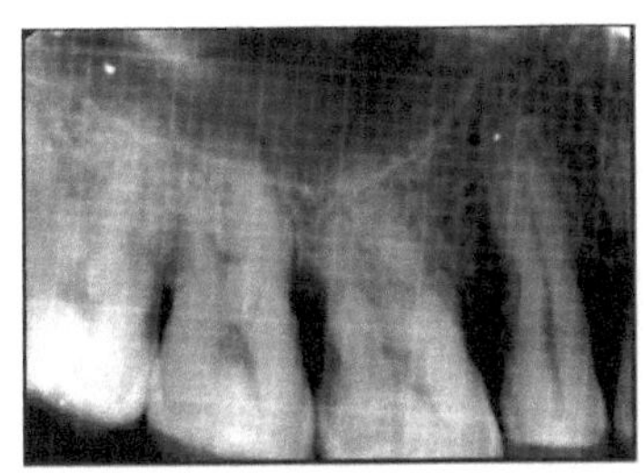

Baseline

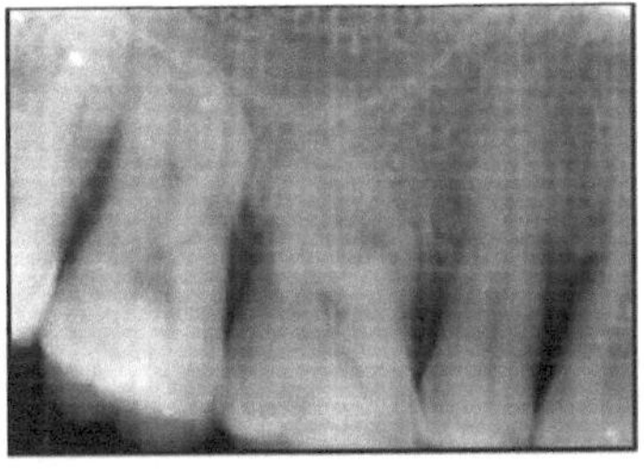

3 Months

PARÂMETROS CBCT

Grupo I (Grupo de controlo)

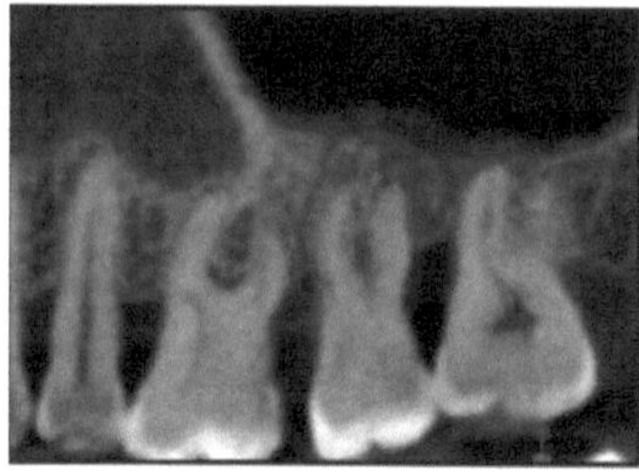 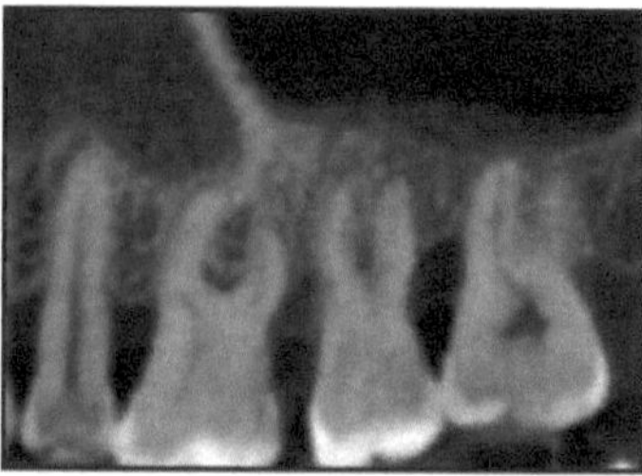

Baseline — 3 month

Grupo II (Grupo de teste)

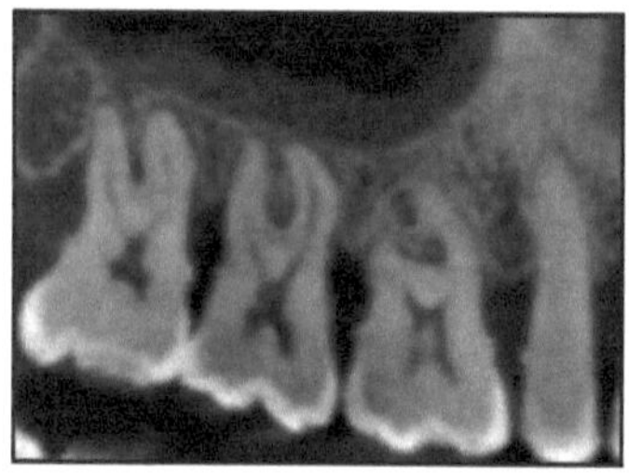 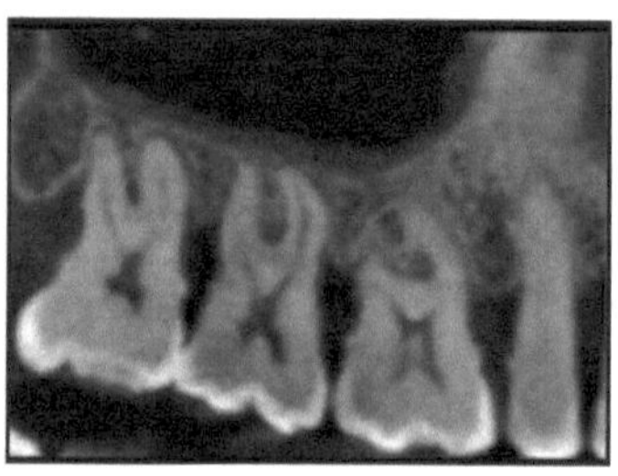

Baseline — 3 months

Resultados

Os parâmetros clínicos e radiográficos avaliados no início do estudo e na visita de recordação de 3 meses foram PI, GI, PPD, CAL e espessamento da mucosa do seio maxilar por RVG e CBCT.

ANÁLISE ESTATÍSTICA

Os dados foram analisados utilizando o programa STATA versão 13.0. O valor de p foi considerado significativo quando inferior a 0,05. Os testes aplicados foram

1. As variáveis contínuas (Idade, PI, GI, PPD, CAL, Recessão, Espessura da mucosa) foram apresentadas como Média ± DP.

2. PI, GI, PPD, CAL e espessamento da mucosa foram comparados em diferentes momentos em cada grupo através da realização de um teste t emparelhado.

3. As alterações médias destes parâmetros de estudo foram comparadas entre o Grupo I e o Grupo II através do teste de soma de postos de Wilcoxon (teste de Mann Whitney).

4. A análise RVG e CBCT do espessamento da mucosa foi comparada em diferentes momentos em cada grupo através da realização de um teste t emparelhado.

5. A alteração média do RVG e a análise por TCFC do espessamento da mucosa foram comparadas entre o Grupo I e o Grupo II através do teste de soma de postos de Wilcoxon (teste de Mann-Whitney).

6. A idade e o PPD foram comparados com o espessamento da mucosa em cada grupo através do teste t independente.

Trinta (13 homens e 17 mulheres) pacientes sistemicamente saudáveis, com uma idade média de 45,86 ± 5,84 anos (intervalo 36 - 56 anos), com periodontite crónica generalizada moderada a grave, exibindo espessamento bilateral da mucosa do seio maxilar, foram incluídos no presente estudo. Os locais selecionados foram distribuídos aleatoriamente pelo Grupo I, que é o grupo de controlo (que não recebeu terapia periodontal) e pelo Grupo II, que é o grupo de teste (que recebeu terapia periodontal).

Durante o curso do estudo, a cicatrização da ferida decorreu sem problemas, sem quaisquer sinais de infecções ou complicações.

Em geral, os pacientes mostraram uma boa higiene oral durante toda a duração do estudo. A pontuação inicial da placa bacteriana na boca total foi de 3,01 ± 0,28, enquanto que aos 3 meses, diminuiu para 2,22 ± 0,50. A diferença nas pontuações PI quando comparadas com as medições da linha de base versus 3 meses, mostrou uma diminuição estatisticamente muito significativa (p<0,001). **(Tabela 1, 2) (Gráfico 1)**

O IG médio desceu de 1,46 ± 0,25 na linha de base para 1,18 ± 0,12 aos 3 meses. As pontuações do IG quando comparadas com a linha de base aos 3 meses também mostraram uma diminuição estatisticamente muito significativa (p<0,001). **(Tabela 3, 4) (Gráfico 2)**

PARÂMETROS CLÍNICOS

PROFUNDIDADE DA CAVIDADE DE SONDAGEM (PPD)
No Grupo I, a média da PPD no início do estudo foi de 5,23 ± 0,14mm e aos três meses foi de 5,26 ± 0,20mm, enquanto no Grupo II foi de 5,29 ± 0,31mm e ao final de três meses foi de 3,05 ± 0,50mm. Ao final de três meses, a PPD média no Grupo I aumentou em 0,038 ± 0,11 mm, enquanto no Grupo II houve uma

redução de 2,31 ± 0,46 mm na PPD média. Registou-se uma alteração estatisticamente muito significativa na PPD do Grupo I e do Grupo II ao fim de 3 meses, em comparação com a linha de base (p<0,0001). Quando a alteração média da PPD no Grupo I foi comparada com a do Grupo II, a diferença foi estatisticamente muito significativa (p<0,0001). **(Tabela 5, 6, 7) (Gráfico 3)**

Níveis de vinculação clínica (CAL)

No Grupo I, a média da CAL no início do estudo foi de 5,52 ± 0,30 mm e aos 3 meses foi de 5,65 ± 0,30 mm. No Grupo II, a média da CAL no início do estudo foi de 5,59 ± 0,36 mm e aos 3 meses foi de 3,97 ± 0,46 mm. Foi observada uma perda média de CAL de 0,13 ± 0,24 mm no Grupo I em comparação com a linha de base. No entanto, não foi estatisticamente significativa (p = 0,0917) e o Grupo II apresentou um ganho médio de CAL de 1,60 ± 0,46 mm. O Grupo II apresentou um aumento estatisticamente muito significativo na CAL ao final de 3 meses (p<0,0001). **(Tabela 8, 9, 10) (Gráfico 4)**

Avaliação do espessamento da mucosa do seio maxilar por RVG e CBCT

Durante as medições de RVG e CBCT, o assoalho do seio maxilar foi traçado na área de espessamento da mucosa e isso determinou o comprimento total da mucosa espessada. O espessamento da mucosa foi considerado presente quando a espessura da mucosa do seio era ≥ 1 mm. A espessura foi medida em milímetros a partir do assoalho do seio até a borda mais alta da mucosa.

Foram efectuadas as seguintes medições

1.   Espessura do revestimento da mucosa no ponto mais anterior (AP) (em mm).

2.   Espessura do revestimento da mucosa no ponto mais posterior (PP) (em mm).

3.   Espessura do revestimento da mucosa num ponto a meio caminho entre o ponto mais anterior e o ponto mais posterior (MP) (em mm).

4.   Espessura do revestimento mucoso no ponto de espessura máxima da mucosa do seio (em mm).

Análise RVG do espessamento da mucosa

No Grupo I, a espessura média da mucosa na linha de base foi de 1,80 ± 0,26 mm, 1,91 ± 0,33 mm, 2,24 ± 0,40 mm, 2,84 ± 0,40 mm na AP, PP, MP e no ponto de espessura máxima, respetivamente. O comprimento total da mucosa espessada foi de 29,55 ± 2,64 mm. Após 3 meses, houve um aumento no espessamento da mucosa do seio. A espessura média da mucosa no final dos 3 meses era de 1,87 ± 0,25 mm, 2,01 ± 0,33 mm, 2,32 ± 0,39 mm, 2,91 ± 0,49 mm no AP, PP, MP e no ponto de espessura máxima, respetivamente, enquanto o comprimento do espessamento era de 29,63 ± 2,63 mm. O aumento médio foi de 0,063 ± 0,07 mm, 0,093 ± 0,12 mm, 0,08 ± 0,13 mm, 0,07 ± 0,34 mm, 0,08 ± 0,20 mm na AP, PP, MP e no ponto de espessura máxima, respetivamente, enquanto o comprimento do espessamento aumentou 0,08 ± 0,20 mm. O aumento do espessamento foi altamente significativo na AP, PP, MP (p<0,001), enquanto não foi significativo no ponto de espessura máxima (p = 0,2680,NS). Ao fim de três meses, o comprimento da mucosa sinusal espessada também mostrou um aumento estatisticamente significativo em comparação com a linha de base. (p = 0,0403,S)

No Grupo II, a espessura média da mucosa na linha de base para AP, PP, MP e no ponto de espessura máxima foi de 1,7 ± 0,33 mm, 1,64 ± 0,35 mm, 1,64 ± 0,35 mm, 2,91 ± 0,52 mm, respetivamente. O comprimento do espessamento da mucosa foi de 29,28 ± 2,61 mm. Aos 3 meses, o espessamento médio da mucosa foi de 1,00 ± 0,18 mm, 1,00 ± 0,21 mm, 1,32 ± 0,28 mm, 1,89 ± 0,42 mm em AP, PP, MP, e no ponto de espessura máxima, o comprimento do revestimento mucoso espessado foi de 29,18 ± 2,64 mm. Assim, a redução média da mucosa na AP, PP, MP e no ponto de espessura máxima aos 3 meses foi de 0,69 ± 0,23 mm, 0,64 ± 0,28 mm, 0,91 ± 0,30 mm, 1,01 ± 0,44 mm, enquanto a redução do comprimento foi de 0,096 ± 0,35 mm. A redução foi estatisticamente muito significativa em todos os pontos (p<0,0001), exceto no comprimento da mucosa espessada, onde foi insignificante. (p = 0,1410, NS)

Quando a alteração do espessamento da mucosa na linha de base versus 3 meses foi comparada entre o Grupo I e o Grupo II, foi altamente significativa em todos os pontos, ou seja, AP, PP, MP e no ponto de espessura máxima, bem como no comprimento do revestimento da mucosa espessado (p<0,0001). **(Tabela 11, 12, 13) (Gráficos 5, 6, 7, 8)**

Análise CBCT do espessamento da mucosa

No Grupo I, a espessura média da mucosa na linha de base foi de 1,99 ± 0,29 mm, 2,09 ± 0,34 mm, 2,53 ± 0,53 mm e 3,09 ± 0,46 mm na AP, PP, MP e no ponto de espessura máxima, respetivamente. O comprimento total da mucosa espessada foi de 29,54 ± 2,60 mm. Enquanto no Grupo II, a espessura média da mucosa na linha de base para AP, PP, MP e no ponto de espessura máxima foi de 1,94 ± 0,38 mm, 1,92 ± 0,37 mm, 2,48 ± 0,49 mm, 3,23 ± 0,51 mm e o comprimento do espessamento da mucosa foi de 29,54 ± 2,60 mm.

No Grupo I, ao final de 3 meses, com exceção do AP, houve um aumento na espessura da mucosa do seio. O aumento médio foi de 0,043 ± 0,17 mm, 0,063 ± 0,25mm, 0,063 ± 0,20 mm no PP, MP e no ponto de espessura máxima, enquanto o comprimento do espessamento aumentou em 0,076 ± 0,11 mm. No AP houve uma redução de 0,026 ± 0,14 mm no espessamento da espessura da mucosa sinusal. No entanto, não atingiu significância estatística, exceto para o comprimento da mucosa sinusal espessada, que mostrou um aumento estatisticamente significativo em comparação com a linha de base (p = 0,0009).

No Grupo II, aos 3 meses, a redução média do espessamento da mucosa foi de 0,76 ± 0,18 mm, 0,73 ± 0,24 mm, 0,88 ± 0,42 mm, 1,13 ± 0,43 mm em AP, PP, MP e no ponto de espessura máxima, bem como no comprimento do revestimento mucoso espessado, respetivamente. A redução foi estatisticamente significativa em todos os pontos (p<0,0001).

Quando a alteração da linha de base versus 3 meses no espessamento da mucosa foi comparada entre o Grupo I e o Grupo II, foi altamente significativa em todos os pontos, ou seja, AP, PP, MP, e no ponto de espessura máxima, bem como no comprimento do revestimento mucoso espessado (p = 0,0081). **(Tabela 14, 15, 16) (Gráficos 9, 10, 11, 12)**

Comparação da análise RVG e CBCT do espessamento da mucosa

No Grupo I, a espessura média da mucosa no início do estudo, quando avaliada por RVG, foi de 1,80 ± 0,26 mm, 1,91 ± 0,32 mm, 2,24 ± 0,40 mm, 2,84 ± 0,40 mm no AP, PP, MP e no ponto de espessura máxima, respetivamente, enquanto o comprimento do espessamento foi de 29.55 ± 2,6 mm e, aos 3 meses, a espessura média da mucosa era de 1,87 ± 0,25 mm, 2,01 ± 0,33 mm, 2,32 ± 0,39 mm, 2,91 ± 0,49 mm na AP, PP, MP e no ponto de espessura máxima, respetivamente, enquanto o comprimento do espessamento era de 29,63 ± 2,63 mm.

No Grupo I, quando avaliada por TCFC, a espessura média da mucosa no início do estudo foi de 1,99 ± 0,29 mm, 2,09 ± 0,34 mm, 2,53 ± 0,53 mm, 3,09 ± 0,46 mm no AP, PP, MP e no ponto de espessura máxima, enquanto o comprimento do espessamento foi de 29,77 ± 2,64 mm. A espessura média da mucosa ao fim de três meses era de 1,96 ± 0,24 mm, 2,13 ± 0,23 mm, 2,6 ± 0,42 mm, 3,15 ± 0,44 mm na AP, PP, MP e no ponto de espessura máxima, respetivamente, enquanto o comprimento do espessamento era de 29,84 ± 2,60 mm.

A diferença nos valores foi estatisticamente significativa para AP e MP e no ponto de espessura máxima na linha de base (p= 0,0139, S) e altamente significativa aos 3 meses. No entanto, no PP e no comprimento do revestimento mucoso espessado, a diferença nos valores de RVG e CBCT não foi significativa na linha de base, mas foi altamente significativa aos 3 meses.

A espessura média da mucosa no Grupo II na linha de base, quando avaliada por RVG, foi de 1,70 ± 0,33 mm, 1,64 ± 0,35 mm, 2,24 ± 0,50 mm , 2,91 ± 0,52 mm no AP, PP, MP e no ponto de espessura máxima, respetivamente, enquanto o comprimento do espessamento foi de 29.28± 2,61mm e, após um intervalo de 3 meses, a espessura média da mucosa foi de 1,00 ± 0,18mm, 1,00 ± 0,20mm, 1,32 ± 0,28mm, 1,89 ± 0,42mm na AP, PP, MP e no ponto de espessura máxima, respetivamente, enquanto o comprimento do espessamento foi de 29,18 ± 2,64mm.

No Grupo II, quando avaliado por CBCT, no início do estudo, a espessura média da mucosa foi de 1,94 ± 0,38 mm, 1,92 ± 0,37 mm, 2,48 ± 0,49 mm, 3,23 ± 0,51 mm no AP, PP, MP e no ponto de espessura máxima, enquanto o comprimento do espessamento foi de 29,54 ± 2.60 mm e, após 3 meses, a espessura média da mucosa era de 1,18 ± 0,26 mm, 1,19 ± 0,23 mm, 1,6 ± 0,37 mm, 2,09 ± 0,45 mm na AP, PP, MP e no ponto de espessura máxima, respetivamente, enquanto o comprimento do espessamento era de 29,47 ± 2,63 mm .

A diferença nos valores foi significativa para AP e PP e no ponto de espessura máxima na linha de base e altamente significativa aos 3 meses. No entanto, na MP e no comprimento do revestimento mucoso espessado, a diferença nos valores de RVG e CBCT não foi significativa (p = 0,0664,NS, 0,6939,NS, respetivamente) na linha de base, mas foi altamente significativa aos 3 meses. **(Tabela 17)**

Correlação da espessura máxima com PPD e CAL em RVG

No Grupo I, o PPD médio e a CAL média dos pacientes com espessura máxima média da mucosa sinusal < 3mm foram 5,16 ± 0,11mm e 5,38 ± 0,27mm, respetivamente, e quando a espessura máxima média da mucosa sinusal foi ≥ 3mm, o PPD médio e a CAL média dos pacientes foram 5,34 ± 0,12mm e 5,75 ± 0,20mm, respetivamente. Quando a PPD e a CAL foram comparadas com a espessura máxima, o resultado foi altamente significativo (p = 0,0003, p = 0,0004), respetivamente.

No Grupo II, a PPD média e a CAL média dos pacientes com espessura máxima média da mucosa sinusal < 3mm foram 5,18 ± 0,22mm e 5,36 ± 0,30mm, respetivamente, e quando a espessura máxima média da mucosa sinusal foi ≥ 3mm, a PPD média e a CAL média dos pacientes foram 5,54 ± 0,29mm e 5,84 ± 0,26mm, respetivamente. Quando a PPD média e a CAL média foram comparadas com a espessura máxima média, o resultado foi altamente significativo (p = 0,0010, p = 0,0001), respetivamente. (Tabela 18) (Gráficos 13 e 14)

Correlação da espessura máxima com PPD e CAL em CBCT
No Grupo I, o PPD médio e a CAL média dos pacientes com espessura máxima média da mucosa sinusal < 3mm foram 5,11 ± 0,17mm e 5,30 ± 0,29mm, respetivamente, e quando a espessura máxima média da mucosa sinusal foi ≥ 3mm, o PPD médio e a CAL média dos pacientes foram 5,30 ± 0,13mm e 5,65 ± 0,22mm, respetivamente. Quando a PPD e a CAL foram comparadas com a espessura máxima, o resultado foi altamente significativo (p = 0,0002, p = 0,0010), respetivamente.

No Grupo II, a PPD média e a CAL média dos pacientes com espessura máxima média da mucosa sinusal < 3mm foram 5,10 ± 0,09mm e 5,25 ± 0,16mm, respetivamente, e quando a espessura máxima média da mucosa sinusal foi ≥ 3mm, a PPD média e a CAL média dos pacientes foram 5,51 ± 0,30mm e 5,79 ± 0,28mm, respetivamente. Quando a PPD média e a CAL média foram comparadas com a espessura máxima média, o resultado foi altamente significativo (p = 0,0002, p < 0,0001), respetivamente. **(Tabela 19) (Gráficos 15 e 16)**

Comparação da idade e do espessamento da mucosa por RVG e CBCT

Quando avaliada pela RVG, a espessura média da mucosa em pacientes com menos de 45 anos de idade no Grupo I foi de $1,71 \pm 0,26$ mm, $1,81 \pm 0,23$ mm, $2,07 \pm 0,34$ mm, $2,63 \pm 0,30$ mm no AP, PP, MP e no ponto de espessura máxima, respetivamente, enquanto o comprimento do espessamento foi de $28.54 \pm 0,30$ mm e, acima dos 45 anos de idade, o espessamento médio da mucosa foi de $1,87 \pm 0,24$ mm, $1,99 \pm 0,37$ mm, $2,36 \pm 0,41$ mm, $3,00 \pm 0,40$ mm na AP, PP, MP e no ponto de espessura máxima, respetivamente, enquanto o comprimento do espessamento foi de $30,32 \pm 2,95$ mm. Com o aumento da idade, houve um aumento da espessura média da mucosa do seio em todos os pontos, mas o resultado não foi significativo em AP, PP, MP ($p=0,092$, $0,1420$, $0,051$, respetivamente), exceto no ponto de espessura máxima, onde foi altamente significativo ($p= 0,008$)

A espessura média da mucosa nos doentes do Grupo II com menos de 45 anos de idade foi de $1,65 \pm 0,36$ mm, $1,57 \pm 0,33$ mm, $2,02 \pm 0,37$ mm, $2,60 \pm 0,35$ mm na AP, PP, MP e no ponto de espessura máxima, respetivamente, enquanto o comprimento do espessamento foi de $27,86 \pm 1,74$ mm e o dos doentes com mais de 45 anos de idade foi de $1,73 \pm 0,32$ mm,
$1.68 \pm 0,37$ mm, $2,41 \pm 0,53$ mm, $3,14 \pm 0,52$ mm no AP, PP, MP e no ponto de espessura máxima, respetivamente, enquanto o comprimento do espessamento foi de $30,35 \pm$
2.69 mm. O Grupo II também seguiu uma tendência semelhante à do Grupo I. O grupo etário mais velho apresentou um aumento do espessamento médio da mucosa

em todos os pontos, mas, mais uma vez, foi significativamente mais elevado apenas no MP (p = 0,032), no ponto de espessura máxima (p = 0,003) e também no comprimento do espessamento da mucosa (p = 0,0074) **(Tabela 20) (Gráficos 17, 18, 19, 20)**

Quando avaliada por CBCT, a espessura média da mucosa nos doentes do Grupo I com menos de 45 anos de idade foi de 1,87 ± 0,31 mm, 1,96 ± 0,24 mm, 2,30 ± 0,37 mm, 2,88 ± 0,36 mm na AP, PP, MP e no ponto de espessura máxima, respetivamente, enquanto o comprimento do espessamento foi de 28.76 ± 1,86 mm e, acima dos 45 anos de idade, o espessamento médio da mucosa foi de 2,07 ± 0,26 mm, 2,18 ± 0,39 mm, 2,71 ± 0,58 mm, 3,25 ± 0,47 mm, na AP, PP, MP e no ponto de espessura máxima, respetivamente, enquanto o comprimento do espessamento foi de 30,53 ± 2,93 mm. Quando comparado, este resultado não foi significativo para AP. PP e para o comprimento do espessamento da mucosa, exceto na MP e no ponto de espessura máxima, onde foi significativo (p = 0,052 e 0,029, respetivamente)

A espessura média da mucosa dos doentes do Grupo II com menos de 45 anos de idade foi de 1,87 ± 0,38 mm, 1,85 ± 0,33 mm, 2,28 ± 0,41 mm, 2,92 ± 0,36 mm na AP, PP, MP e no ponto de espessura máxima, respetivamente, enquanto o comprimento do espessamento foi de 26,16 ± 1.79 mm e, acima dos 45 anos de idade, o espessamento médio da mucosa foi de 2,0 ± 0,38 mm, 1,97 ± 0,40 mm, 2,63 ± 0,50 mm, 3,46 ± 0,50 mm na AP, PP, MP e no ponto de espessura máxima, respetivamente, enquanto o comprimento do espessamento foi de 30,6 ± 2,67 mm. Quando comparado, este resultado não foi significativo para AP, PP e o comprimento do espessamento da mucosa, enquanto no MP e na espessura máxima

foi significativo (p = 0,052 e 0,029, respetivamente) **(Tabela 21) (Gráficos 21, 22,
23, 24)**

Discussão

A periodontite é uma doença inflamatória crónica caracterizada pela destruição dos tecidos de suporte e pela perda de osso alveolar. A placa microbiana é absolutamente essencial para a iniciação e progressão da periodontite e é constituída predominantemente por bactérias gram-negativas anaeróbias ou facultativas. As bactérias causam a destruição dos tecidos activando vários componentes do sistema de defesa do hospedeiro de tal forma que a destruição se segue.

A doença ocorre frequentemente num padrão simétrico e é mais pronunciada na região posterior do maxilar. [58] Assim que se inicia a perda de ligação periodontal, os molares superiores apresentam o maior risco de progressão da doença devido à sua morfologia complexa com múltiplas raízes, fusão ou proximidade de raízes e entradas de furca de difícil acesso com a higiene oral efectuada pelo próprio.[59] Uma maior acumulação de biofilme na área da entrada da furca leva a uma inflamação avançada, podendo causar destruição periodontal horizontal e vertical com envolvimento da furca em dentes multirradiculares. As patologias periodontais (ou seja, lesões de furca e bolsas infra-ósseas verticais) são mais susceptíveis de coincidir com o espessamento da mucosa do seio maxilar.[32]

A perda óssea periodontal grave está normalmente associada a uma periodontite grave. Nestes locais existe um aumento do nível de bactérias patogénicas e de produtos bacterianos, bem como de citocinas inflamatórias. Estes produtos atingem a mucosa do seio diretamente através da difusão a partir do osso maxilar poroso ou indiretamente através dos vasos sanguíneos e linfáticos, causando o espessamento da mucosa do seio. A proximidade do pavimento do seio maxilar com as raízes dos molares e pré-molares superiores, bem como as anastomoses dos vasos sanguíneos e linfáticos na região apical dos dentes e os vasos sanguíneos correspondentes da mucosa do seio favorecem a propagação da infeção para o seio maxilar.

A sinusite maxilar odontogénica é a doença mais comum resultante de interações patológicas entre as estruturas periodontais e dentárias vizinhas e o seio maxilar. É uma entidade independente, representando aproximadamente 10-12% do total de doenças do seio maxilar.[12] A periodontite tem sido considerada uma causa potencial da sinusite maxilar odontogénica e do subsequente espessamento da mucosa sinusal a ela associado.

Goller-Bulut et al. (2015)[8] examinaram imagens de CBCT de 410 seios maxilares para investigar a relação entre a espessura da mucosa do seio maxilar e o PBL e a condição periapical dos dentes relacionados e encontraram uma correlação significativa entre a MT do seio maxilar e o PBL. Foi encontrada uma correlação positiva entre a MT e o grau de PBL e as lesões periapicais. Este estudo mostrou que a MT do seio maxilar era comum entre pacientes com PBL e MT e estava significativamente associada a PBL e lesões apicais. **Ren et al. (2015)**[32] realizaram um estudo para caraterizar e medir as membranas Schneiderianas de indivíduos com doenças periodontais para analisar os factores que afectam a espessura da mucosa do seio maxilar utilizando a TCFC. Analisaram vários parâmetros, incluindo idade, sexo, perda óssea alveolar, lesões de furca e bolsas infra-ósseas verticais, como correlatos da MT e concluíram que, em relação ao caso de pacientes com periodontite e mucosa normal, a probabilidade de MT aumentou drasticamente à medida que a perda óssea alveolar piorou.

O exame radiográfico é uma ferramenta de importância crucial para a deteção de patologia sinusal. A TCFC pode ser utilizada para obter imagens dos seios paranasais com uma dose de radiação mais baixa e uma resolução de volume isotrópica, facilitando o diagnóstico de estruturas delicadas em reconstruções multiplanares.[55] Na altura em que este estudo foi realizado, não existiam provas baseadas na TCFC sobre a resolução do espessamento da mucosa do seio maxilar em resposta ao tratamento periodontal dos dentes superiores em doentes afectados por periodontite crónica.

Assim, este estudo teve como objetivo avaliar o efeito da terapia periodontal no espessamento da membrana mucosa do seio maxilar em pacientes com periodontite crónica através de RVG e CBCT. Trinta (13 homens e 17 mulheres) pacientes sistemicamente saudáveis, com uma média de idades de $45,86 \pm 5,84$ anos (variação de 36 a 56 anos), com periodontite crónica generalizada moderada a grave, exibindo espessamento bilateral da mucosa do seio maxilar, conforme diagnosticado em radiografias, foram incluídos no estudo e distribuídos aleatoriamente no Grupo I, que é o grupo de Controlo (não recebendo terapia periodontal) e no Grupo II, que é o grupo de Teste (recebendo terapia periodontal). No início do estudo, não foram observadas diferenças significativas em nenhum dos parâmetros investigados entre o Grupo I e o Grupo II, o que indica que o processo de aleatorização foi eficaz.

Foram utilizados critérios rigorosos de inclusão/exclusão para selecionar apenas os doentes com periodontite crónica generalizada que apresentassem espessamento da mucosa do seio maxilar, sendo excluídos os doentes que demonstrassem sinais de sinusite aguda não odontogénica, história de constipação e sinusite nos últimos 3 meses, doenças sistémicas, alergias ou uso de medicamentos e os que tivessem sido submetidos a tratamento periodontal nos últimos 6 meses. Pretendemos também garantir que a resolução do espessamento da mucosa, caso fosse observada, se devia ao tratamento periodontal efectuado e não à medicação consumida pelos indivíduos. Nenhum dos participantes foi tratado com antibióticos ou descongestionantes nasais durante o período do estudo. Apesar destes critérios rigorosos, mantém-se a possibilidade de que o espessamento da mucosa em alguns dos indivíduos tenha resultado de, ou se tenha mantido devido a, outras etiologias que não a periodontite crónica generalizada.

Ao estudar se um tratamento periodontal bem sucedido regride parcial ou totalmente o espessamento da mucosa nas partes basais do seio maxilar, deverá ser possível obter uma melhor compreensão do papel da doença periodontal no desenvolvimento do espessamento da mucosa.

A pontuação PI era baixa ao fim de três meses. Além disso, quando comparado com a linha de base, registou-se uma melhoria comparativa na condição gengival do doente. Este foi o resultado das repetidas instruções de higiene oral dadas aos doentes durante o período do estudo. O controlo da placa bacteriana é essencial para a estabilidade a longo prazo dos resultados clínicos. A placa bacteriana é um fator importante na etiologia da destruição periodontal e o sucesso da terapia depende da sua remoção após o tratamento. A diminuição do PI, GI foi estatisticamente significativa ao fim de 3 meses, o que está de acordo com as conclusões de **Lindhe et al. et al. (1975)**[60] e **Thelaide et al. (1966).**[61]

No presente estudo, a fim de avaliar o efeito da terapia periodontal no espessamento da membrana mucosa do seio maxilar, o Grupo I (Grupo de Controlo) não recebeu qualquer terapia periodontal, enquanto o Grupo II (Grupo de Teste) foi tratado cirurgicamente. Está bem documentado na literatura que uma terapia periodontal bem-sucedida leva a uma redução no PPD e a um ganho no CAL.

No Grupo I, a média da PPD no início do estudo foi de 5,18 ± 0,22 mm e aos 3 meses foi de 5,25 ± 0,22 mm. No Grupo II, o PPD médio no início do estudo era de 5,25 ± 0,39 mm e aos 3 meses era de 3,05 ± 0,5 mm. Aos 3 meses, a PPD média para o Grupo I aumentou 0,067 ± 0,07 mm e para o Grupo II houve uma redução média da PPD de 2,24 ± 0,43 mm e essa diferença entre os grupos foi estatisticamente significativa. Além disso, houve uma diferença estatisticamente significativa na PPD em ambos os grupos aos 3 meses, em comparação com a linha de base. No Grupo I, a média da CAL no início do estudo foi de 5,18 ± 0,22 mm e aos 3 meses foi de 5,65 ± 0,3 mm. No Grupo II, a média da CAL na linha de base era de 5,29 ± 0,39 mm e aos 3 meses era de 3,98 ± 0,46 mm. Como o Grupo I não foi tratado, ao final de 3 meses, houve uma perda média de CAL de 0,14 ± 0,25 mm no Grupo I, enquanto no Grupo II houve um ganho de CAL de 1,60 ± 0,46 mm e essa diferença entre os grupos foi estatisticamente significativa. Além disso, houve uma diferença estatisticamente significativa na CAL em ambos os grupos aos 3 meses em comparação com a linha de base.

Os pacientes do presente estudo foram submetidos a terapia periodontal cirúrgica. A terapia periodontal cirúrgica foi selecionada em detrimento da terapia periodontal não cirúrgica no nosso estudo, porque a terapia periodontal não cirúrgica tem uma limitação no que diz respeito à melhoria do estado periodontal para além de 4,2 mm, tal como indicado pelo conceito de Profundidade de Sondagem Crítica. Quanto maior for a profundidade das bolsas periodontais, menor é a eficácia da terapia periodontal não cirúrgica. A terapia periodontal cirúrgica tem registado uma maior redução da profundidade das bolsas e um maior ganho em CAL em comparação com a terapia periodontal não cirúrgica. **Kaldahl et al. (1988)**[62] efectuaram um estudo de boca dividida em 82 pacientes, no qual avaliaram o efeito da terapia periodontal cirúrgica e não cirúrgica na redução da profundidade de sondagem e concluíram que os locais tratados com terapia periodontal cirúrgica demonstraram uma maior redução da PPD em comparação com a terapia não cirúrgica. **Philstrom et al. (1981)**[63] também relataram uma maior redução da PPD e ganho de CAL para bolsas mais profundas quando tratadas com destartarização e alisamento radicular (SRP) e terapia cirúrgica, em comparação com a SRP isolada.

Os resultados do nosso estudo também estão de acordo com os resultados de **Knowles et al. (1979)**[64] que afirmaram que a terapia periodontal cirúrgica tendia a ser mais eficaz tanto na redução da bolsa como na preservação da inserção ao longo dos 8 anos

O aumento da PPD e da perda de CAL no Grupo I pode ser explicado pelo facto de no Grupo I apenas terem sido dadas instruções de higiene oral. No entanto, as instruções ou alterações nos hábitos de higiene oral nos casos em que ocorreram doenças perioidontais não têm praticamente qualquer influência sobre a condição doente.

Têm sido utilizadas várias modalidades de imagiologia 2D e 3D para a imagiologia do seio maxilar. Estas incluem a radiografia panarómica, a projeção de Water, a radiografia intra-oral e a TC, bem como a TCFC. Neste estudo, utilizámos a RVG e a CBCT para avaliar a espessura do revestimento mucoso do seio maxilar.[47]

A espessura normal da mucosa do seio maxilar, também conhecida como membrana Schneideriana, é relatada como sendo de 0,8 a 1 mm. Portanto, escolhemos a espessura da mucosa de >1 mm como evidência de MT. Vários autores propuseram diferentes valores de corte para o espessamento da mucosa do seio maxilar. Semelhante ao nosso estudo, **Phothikhun et al**. **(2012)**[17] e **Shekhi et al. (2013)**[29] definiram a MT quando ela era > 1 mm. **Shahidi et al. (2016)**[65] também consideraram um espessamento da mucosa > 1mm como patológico.

Pelo contrário, **Janner et al. (2011)**[45] utilizaram a TCFC para avaliar a espessura da mucosa do seio em pacientes dentários e uma espessura da mucosa de >2 mm foi utilizada como ponto de corte para o espessamento da mucosa. Da mesma forma, **Maillet et al. (2011)**[42] e **Lu et al. (2012)**[66] consideraram um espessamento da mucosa > 2 mm como patológico. **Soikkonen e Ainamo (1995)**[34] não consideraram uma linha de base para o espessamento da mucosa do seio maxilar; sua teoria era a presença de radiopacidades difusas ao longo das margens do seio sem contornos arredondados bem definidos. **No entanto**, o estudo acima mencionado utilizou radiografias panorâmicas, que não permitem medições precisas da espessura da mucosa do seio.

No presente estudo, comparámos as alterações no espessamento da mucosa do seio maxilar no Grupo I (Grupo de Controlo), em que não foi administrada qualquer terapia, e no Grupo II (Grupo de Teste), em que foi administrada terapia periodontal, no início e aos 3 meses, tanto por RVG como por CBCT. Para uma compreensão detalhada e mais exacta, a espessura da mucosa do seio maxilar foi avaliada em quatro pontos diferentes, nomeadamente em AP (em mm), em PP (em mm), MP (em mm), no ponto de espessura máxima da mucosa do seio (em mm). Também foi medido o comprimento total da faixa espessada.

Quando a espessura da mucosa no Grupo I foi avaliada por RVG aos 3 meses, observou-se um aumento na espessura da mucosa do seio. A espessura média da mucosa no final de três meses foi de 1,87 ± 0,25 mm, 2,01 ± 0,33 mm, 2,32 ± 0,39 mm, 2,91 ± 0,49 mm no AP, PP, MP e no ponto de espessura máxima, respetivamente, enquanto o comprimento do espessamento foi de 29,63 ± 2,63 mm. O aumento do espessamento foi altamente significativo em AP, PP, MP, enquanto não foi significativo no ponto de espessura máxima. No final de três meses, o comprimento da mucosa sinusal espessada também mostrou um aumento estatisticamente significativo em comparação com a linha de base. No entanto, no Grupo II, aos três meses, verificou-se uma redução da espessura média da mucosa de 0,69 ± 0,23 mm, 0,64 ± 0,28 mm, 0,91 ± 0,30 mm, 1,01 ± 0,44 mm em AP, PP, MP e no ponto de espessura máxima, respetivamente, enquanto a redução do comprimento foi de 0,096 ± 0,35 mm. Quando se comparou a alteração do espessamento da mucosa entre o Grupo I e o Grupo II, no período inicial e ao fim de 3 meses, verificou-se que era altamente significativa em todos os pontos, ou seja, AP, PP, MP e no ponto de espessura máxima, bem como no comprimento do revestimento mucoso espessado.

Além disso, quando avaliado por CBCT, o Grupo I mostrou um aumento no espessamento médio da mucosa em comparação com a linha de base. O aumento médio foi de 0,026 ± 0,14 mm, 0,043 ± 0,17 mm, 0,063 ± 0,25 mm, 0,063 ± 0,20 mm no AP, PP, MP e no ponto de espessura máxima, enquanto o comprimento do espessamento aumentou em 0,076 ± 0,11 mm. No entanto, não atingiu significado estatístico, exceto no que diz respeito ao comprimento da mucosa sinusal espessada, que apresentou um aumento estatisticamente significativo em comparação com a linha de base. No Grupo II, a espessura média da mucosa mostrou redução em comparação com a linha de base e foi estatisticamente altamente significativa em todos os pontos.

Quando a alteração da linha de base versus 3 meses no espessamento da mucosa foi comparada entre o Grupo I e o Grupo II, foi altamente significativa em todos os pontos, ou seja, AP, PP, MP, e no ponto de espessura máxima, bem como no comprimento do revestimento mucoso espessado.

Assim, foi observada uma redução na espessura da mucosa do seio maxilar no Grupo II quando este foi submetido a terapia periodontal. Por outro lado, não foi observada redução na espessura da mucosa no Grupo I, que foi privado de qualquer tipo de terapia periodontal, mas sim um ligeiro aumento na espessura da mucosa do seio maxilar aos 3 meses, quando comparado com a linha de base. Pode inferir-se que o tratamento da doença periodontal para reduzir os agentes patogénicos e os produtos patogénicos resulta na redução da espessura da mucosa

A possível explicação para isto pode ser que a presença de bolsas periodontais profundas evoca uma reação local na mucosa do seio, como edema, infiltração de células redondas, fibrose ou degeneração quística. É possível que a sinusite maxilar resultante de infecções periodontais seja causada pela disseminação de microrganismos a partir da rutura da ligação marginal perto do seio maxilar, através das numerosas anastomoses entre os vasos sanguíneos e linfáticos na região apical do dente e os vasos correspondentes na mucosa do seio. Também é possível que a sinusite maxilar seja causada por uma propagação direta da infeção através dos tecidos de suporte.

A borda basal do seio maxilar não constitui uma barreira à disseminação da infeção, e os pré-requisitos anatómicos e fisiopatológicos estão obviamente presentes, com a grande proximidade das raízes dos dentes aos seios maxilares. Quanto maior for essa proximidade, menor será a proteção contra os focos dentários e maior será o risco de sinusite.[67]

No presente estudo, o Grupo II relatou uma redução na profundidade de sondagem e um ganho nos níveis de inserção clínica, bem como, mais importante, uma redução na espessura do revestimento da mucosa do seio maxilar. Portanto, pode ser elucidado que a terapia periodontal resulta na resolução do revestimento do seio maxilar. Estes resultados estão de acordo com os resultados relatados por Falk H et al, Engstrom et al. **Falk et al (1986)**[23] realizaram um estudo para elucidar o efeito do tratamento periodontal na mucosa do seio e descobriram que a periodontite grave dos molares superiores e/ou pré-molares pode iniciar o espessamento da membrana mucosa no seio maxilar e, independentemente da terapia periodontal efectuada, a terapia, quando bem sucedida, teve efeitos favoráveis semelhantes na condição da mucosa do seio.

Engstrom et al. (1988)[24] avaliaram a espessura da imagem radiográfica da mucosa do seio maxilar em radiografias intra-orais em pacientes com doença periodontal avançada, antes e 12 meses após a terapia periodontal inicial. Antes do tratamento, foi observada uma relação entre a espessura da mucosa do seio maxilar e as profundidades médias de sondagem dos dentes no sextante envolvido. 79% dos sextantes disponíveis apresentavam inchaço da mucosa antes da terapia periodontal, em comparação com apenas 17% após o tratamento e, assim, concluiu-se que a doença periodontal avançada pode causar inchaço da mucosa do seio maxilar e que a terapia periodontal reduzirá significativamente esse inchaço.

Os estudos acima mencionados relataram uma resolução completa do espessamento da mucosa do seio. No nosso estudo, pelo contrário, foi observada uma resolução parcial do espessamento da mucosa. Esta variabilidade nos resultados pode dever-se aos diferentes períodos de observação durante os quais as observações foram efectuadas. Presumivelmente, períodos de observação mais longos seriam capazes de comprovar o efeito da terapia periodontal no espessamento da mucosa do seio maxilar. Além disso, esperava-se que a deteção do espessamento da mucosa do seio maxilar utilizando a TCFC neste estudo fosse mais sensível do que a radiografia convencional utilizada nos estudos de referência.

Com imagens menos sensíveis, o espessamento da mucosa do seio maxilar parcialmente resolvido pode aparecer como totalmente resolvido, resultando numa maior incidência de resolução total relatada.

A avaliação da espessura da mucosa do seio maxilar apenas a partir de radiografias periapicais intra-orais tem limitações óbvias. Os achados possíveis na sinusite aguda incluem espessamento da mucosa, níveis de fluido de ar e opacificação completa do seio maxilar. As imagens registadas podem não ser um reflexo verdadeiro da espessura real da mucosa devido a distorções causadas pela projeção. A interpretação das radiografias simples pode variar muito entre diferentes observadores e existe uma elevada taxa de resultados falsos negativos.[68] A TC convencional resolve este problema fornecendo cortes axiais em todo o objeto de interesse, mas tem grandes desvantagens, incluindo uma elevada dose de radiação, um custo elevado e uma baixa resolução.

A CBCT é uma modalidade de imagiologia recentemente desenvolvida. Quando comparada com a TC convencional, a TCFC reduz consideravelmente a exposição dos doentes à radiação. Uma vez que uma sinusite não resolvida pode ser exacerbada por uma condição dentária não tratada, a existência de vistas axiais e coronais permite ao médico avaliar a relação entre uma lesão periapical ou uma infeção periodontal e um defeito no pavimento do seio e quaisquer alterações resultantes no tecido mole do seio. A resolução mais elevada e as doses de radiação mais baixas representam as principais vantagens da CBCT no diagnóstico dos seios nasais.[46]

No presente estudo, comparámos adicionalmente a avaliação do espessamento da mucosa do seio maxilar por RVG com a CBCT. Foi colocada a hipótese de que a CBCT é mais precisa do que a RVG na avaliação da espessura da mucosa do seio maxilar e das alterações na espessura que ocorrem quando é efectuada uma terapia periodontal cirúrgica e também quando não é efectuada qualquer terapia.

Quando uma comparação foi feita no Grupo I, houve uma variação nas medidas do espessamento da mucosa do seio maxilar em todos os pontos, a saber, AP, PP, MP, ponto de espessura máxima, bem como o comprimento da mucosa espessada na linha de base, bem como 3 meses, quando medido por CBCT e RVG. A diferença nos valores foi estatisticamente significativa para AP e MP e no ponto de espessura máxima na linha de base, bem como aos 3 meses. No entanto, no PP e no comprimento do revestimento mucoso espessado, a diferença nos valores de RVG e CBCT não foi significativa na linha de base, mas foi altamente significativa aos 3 meses.

Da mesma forma, o Grupo II também mostrou uma variação na avaliação do espessamento da mucosa por RVG e CBCT na linha de base e também aos 3 meses. A diferença nos valores foi estatisticamente significativa para AP e PP e no ponto de espessura máxima na linha de base, bem como aos 3 meses. No entanto, no MP e no comprimento do revestimento mucoso espessado, a diferença nos valores de RVG e CBCT não foi significativa na linha de base, mas foi altamente significativa aos 3 meses.

Assim, uma diferença na avaliação do espessamento da mucosa sinusal foi encontrada ao longo de todo o processo, como refletido pela variação nos valores de espessamento da mucosa quando avaliados pela RVG e pela TCFC.

Maestre-Ferrin et al. (2011)[47] compararam a radiografia panorâmica com a tomografia computadorizada (TC) no diagnóstico de patologia sinusal e confirmaram que a TC era facilmente disponível e o método mais seguro para o diagnóstico da patologia do seio maxilar. No entanto, não diferenciaram se esta patologia era ou não de causa odontogénica. **Cymerman et al (2011)**[43] avaliaram o uso da TCFC numa série de casos e concluíram que o espessamento da membrana sinusal foi identificado quatro vezes mais frequentemente do que com radiografias periapicais convencionais, e que foi útil para diferenciar a etiologia e a extensão da patologia oral em relação ao seio maxilar. **Shabazian et al. (2012)**[69] analisaram o valor diagnóstico das imagens bidimensionais e tridimensionais e afirmaram que a TCFC com baixa dose de radiação pode ser particularmente útil na sinusite odontogénica, especialmente quando o paciente não responde ao tratamento.

Tem sido proposta uma relação aparentemente direta entre a periodontite moderada e grave dos molares superiores e as alterações patológicas que resultam no espessamento da mucosa do seio maxilar.[25] A literatura tem demonstrado que, devido à estreita relação entre os dentes e o pavimento do seio maxilar, as infecções dentárias podem estender-se ao seio maxilar. O contacto direto entre os tecidos periodontais e a mucosa do seio pode ocorrer devido à proximidade do seio maxilar e dos dentes posteriores superiores implantados no processo alveolar.[70]

Um dos objectivos do nosso estudo foi avaliar a relação entre a periodontite crónica generalizada e o espessamento da mucosa do seio maxilar. Levando isso em consideração, categorizamos a espessura máxima da mucosa do seio maxilar em duas categorias: espessamento da mucosa < 3 mm e espessamento da mucosa ≥ 3 mm, conforme avaliado por RVG e CBCT, e calculamos a média de PPD e CAL nessas categorias, tanto no Grupo I (Grupo de Controlo) quanto no Grupo II (Grupo de Teste).

No Grupo I, o PPD médio e o CAL médio dos pacientes com espessura máxima média da mucosa sinusal < 3mm foram 5,16 ± 0,11mm e 5,38 ± 0,27mm, respetivamente, e quando a espessura máxima média da mucosa sinusal foi ≥ 3mm, o PPD médio e o CAL médio dos pacientes foram 5,34 ± 0,12mm e 5,75 ± 0,20mm, respetivamente. Quando a PPD e a CAL foram comparadas com a espessura máxima, o resultado foi altamente significativo, respetivamente.

No Grupo II, a PPD média e a CAL média dos pacientes com espessura máxima média da mucosa sinusal < 3mm foram 5,18 ± 0,22mm e 5,36 ± 0,30mm, respetivamente, e quando a espessura máxima média da mucosa sinusal foi ≥ 3mm, a PPD média e a CAL média dos pacientes foram 5,54 ± 0,29mm e 5,84 ± 0,26mm, respetivamente. Quando a PPD média e a CAL média foram comparadas com a espessura máxima média, o resultado foi altamente significativo.

Quando avaliada por TCFC, no Grupo I, a PPD média e a CAL média dos pacientes com espessura máxima média da mucosa sinusal < 3mm foi de 5,11 ± 0,17mm e 5,30 ± 0,29mm, respetivamente, e quando a espessura máxima média da mucosa sinusal foi ≥ 3mm, a PPD média e a CAL média dos pacientes foi de 5,30 ± 0,13mm e 5,65 ± 0,22mm, respetivamente. Quando a PPD e a CAL foram comparadas com a espessura máxima, o resultado foi altamente significativo.

No Grupo II, o PPD médio e a CAL média dos pacientes com espessura máxima média da mucosa sinusal < 3mm foram 5,10 ± 0,09mm e 5,25 ± 0,16mm, respetivamente, e quando a espessura máxima média da mucosa sinusal foi ≥ 3mm, o PPD médio e a CAL média dos pacientes foram 5,51 ± 0,30mm e 5,79 ± 0,28mm, respetivamente. Quando a PPD média e a CAL média foram comparadas com a espessura máxima média, o resultado foi altamente significativo.

Assim, pode ser interpretado que, quando o espessamento médio da mucosa aumentou, o PPD médio e a CAL também aumentaram, ou seja, a gravidade da doença periodontal aumentou e vice-versa, à medida que a gravidade da doença aumenta, o espessamento da mucosa aumenta.

O nosso estudo está de acordo com o de **Phothikhun et al. (2012)**[17] , que estudou as imagens de TCFC de 500 seios maxilares de 250 pacientes dentários para determinar a relação entre achados dentários e anormalidades da mucosa do seio maxilar e descobriu que a perda óssea periodontal grave estava significativamente associada ao espessamento da mucosa dos seios maxilares. Afirmou que os seios maxilares com perda óssea periodontal grave tinham três vezes mais probabilidades de apresentar espessamento da mucosa.

Shekhi et al. (2015)[29] também relataram resultados semelhantes nas 180 imagens de CBCT que foram analisadas para encontrar uma associação entre a perda óssea periodontal e o espessamento da mucosa do seio maxilar. Eles relataram uma espessura média da mucosa de 4,69 ± 5,91 mm em pacientes que apresentaram perda óssea periodontal e concluíram que o seio maxilar era comum entre os pacientes com perda óssea periodontal e que o espessamento da mucosa do seio maxilar estava significativamente associado à perda óssea periodontal.

Um achado adicional importante do nosso estudo foi o facto de termos encontrado uma associação entre a idade e o espessamento da mucosa do seio maxilar. A espessura média da mucosa foi maior nos pacientes mais velhos em comparação com os mais jovens. Para maior conveniência e facilidade de compreensão, categorizámos os doentes em dois grupos: menos de 45 anos e mais de 45 anos e calculámos a espessura média da mucosa em todos os pontos para cada grupo.

Quando avaliada por RVG, a espessura média da mucosa em pacientes com menos de 45 anos de idade no Grupo I foi de 1,71 ± 0,26 mm, 1,81 ± 0,23 mm, 20,7 ± 0,34 mm, 2,63 ± 0,30 mm no AP, PP, MP e no ponto de espessura máxima, respetivamente, enquanto o comprimento do espessamento foi de 28.54 ± 0,30 mm e acima dos 45 anos de idade foi de 1,87 ± 0,24 mm, 1,99 ± 0,37 mm, 2,36 ± 0,41 mm, 3,00 ± 0,40 mm na AP, PP, MP e no ponto de espessura máxima, respetivamente, enquanto o comprimento do espessamento foi de 30,32 ± 2,95 mm. Com o aumento da idade, verificou-se um aumento da espessura média da mucosa do seio em todos os pontos, mas o resultado não foi significativo na AP, PP e MP, exceto no ponto de espessura máxima, onde foi altamente significativo.

A espessura média da mucosa nos doentes do Grupo II com menos de 45 anos de idade foi de 1,65 ± 0,36 mm, 1,57 ± 0,33 mm, 2,02 ± 0,37 mm, 2,60 ± 0,35 mm na AP, PP, MP e no ponto de espessura máxima, respetivamente, enquanto o comprimento do espessamento foi de 27,86 ± 1,74 mm e o dos doentes com mais de 45 anos de idade foi de 1,73 ± 0,32 mm,

1.68 ± 0,37 mm, 2,41 ± 0,53 mm, 3,14 ±0,52 mm no AP, PP, MP e no ponto de espessura máxima, respetivamente, enquanto o comprimento do espessamento foi de 30,35 ±

2.69 mm. O Grupo II também seguiu uma tendência semelhante à do Grupo I. O grupo etário mais velho apresentou um aumento do espessamento médio da mucosa em todos os pontos, mas, mais uma vez, foi significativamente mais elevado apenas no MP, ponto de espessura máxima e também no comprimento do espessamento da mucosa.

Quando avaliada por TCFC, a espessura média da mucosa nos doentes do Grupo I com menos de 45 anos de idade foi de 1,87 ± 0,31 mm, 1,96 ± 0,24 mm, 2,30 ± 0,37 mm, 2,88 ± 0,36 mm na AP, PP, MP e no ponto de espessura máxima, respetivamente, enquanto o comprimento do espessamento foi de 28.76 ± 1,86 mm e acima dos 45 anos de idade foi de 2,07 ± 0,26 mm, 2,18 ± 0,39 mm, 2,71 ± 0,58 mm, 3,25 ± 0,47 mm, na AP, PP, MP e no ponto de espessura máxima, respetivamente, enquanto o comprimento do espessamento foi de 30,53 ± 2,93 mm. Quando comparado, este resultado não foi significativo para AP. PP e o comprimento do espessamento da mucosa, exceto para MP e MT, onde foi significativo.

A espessura média da mucosa dos doentes do Grupo II com menos de 45 anos de idade foi de 1,87 ± 0,38 mm, 1,85 ± 0,33 mm, 2,28 ± 0,41 mm, 2,92 ± 0,36 mm na AP, PP, MP e no ponto de espessura máxima, respetivamente, enquanto o comprimento do espessamento foi de 26.16 ± 1,79 mm e acima dos 45 anos de idade foi de 2,0 ± 0,38 mm, 1,97 ± 0,40 mm, 2,63 ± 0,50 mm, 3,46 ± 0,50 mm na AP, PP, MP e no ponto de espessura máxima, respetivamente, enquanto o comprimento do espessamento foi de 30,6 ± 2,67 mm. Quando comparado, este resultado não foi significativo para AP, PP e para o comprimento do espessamento da mucosa, exceto em MP e no ponto de espessura máxima, onde foi significativo.

Assim, pode-se comentar que, independentemente da modalidade de imagem utilizada em nosso estudo, a espessura da mucosa do seio maxilar foi maior quando a média de idade dos pacientes era maior.

Os resultados do nosso estudo estão de acordo com o estudo de **Goller Bulut et al. (2015)**[8] que avaliaram imagens de TCFC de 410 seios maxilares e descobriram que a prevalência de espessamento da mucosa do seio maxilar aumentou com o aumento da idade. O estudo feito por **Phothikhun et al. (2012)**[17] também mostrou resultados semelhantes aos do nosso estudo, eles encontraram uma maior prevalência de espessamento da mucosa entre os homens e o grupo etário mais velho (> 49 anos). Da mesma forma, **Vallo et al. (2010)**[9] relataram que o espessamento da mucosa foi mais frequentemente observado em pessoas com idade entre 40-49 anos.

Shahidi et al. (2016)[65] e **Lu et al. (2012)**[66] concluíram que os pacientes com mais de 60 anos tinham maior probabilidade de apresentar espessamento da mucosa. O presente estudo difere ligeiramente do de Shahidi et al. e Lu et al. na medida em que fizeram uma avaliação retrospetiva dos exames de CBCT e calcularam a prevalência de espessamento da mucosa em diferentes grupos etários.

A variabilidade nos resultados pode ser devida à diferença nos critérios de idade sob os quais os pacientes foram agrupados. Também calcularam a prevalência de espessamento da mucosa e nós avaliámos a espessura média da mucosa do seio maxilar.

A possível explicação para os achados acima é que o seio maxilar dos idosos pode ser exposto a irritações durante a vida, aumentando a taxa de espessamento da mucosa. Além disso, com o avanço da idade, o processo de pneumatização aumenta. Assim, aumenta a proximidade das raízes com o assoalho do seio maxilar. Este fenómeno favorece a propagação da infeção através do osso maxilar poroso para o seio maxilar, causando consequentemente o espessamento da mucosa do seio. Além disso, os doentes mais jovens têm mais probabilidades de ter dentes mais saudáveis do que os doentes mais velhos.

Pelo contrário, **Rege et al. (2012)**[49] não detectaram qualquer influência da idade na ocorrência de anomalias sinusais.

Assim, pode ser corretamente comentado que, quando é efectuada uma terapia periodontal bem sucedida, tal como indicado pela redução da PPD e do ganho de CAL, esta conduz a uma redução do espessamento da mucosa do seio maxilar e a doença periodontal é uma causa potencial de espessamento da mucosa do seio. Também a CBCT é um padrão de ouro na avaliação destas patologias sinusais.

Conclusão

O presente estudo foi realizado com o objetivo de avaliar e comparar o efeito da terapia periodontal cirúrgica no espessamento da mucosa do seio maxilar através de RVG e CBCT. Trinta (13 homens e 17 mulheres) pacientes sistemicamente saudáveis, com uma idade média de 45,86 ± 5,84 anos (intervalo 36 - 56 anos), com periodontite crónica generalizada moderada a grave, foram incluídos no presente estudo. Foram tiradas radiografias e apenas os pacientes que apresentavam espessamento bilateral da mucosa do seio maxilar foram recrutados e distribuídos aleatoriamente pelo Grupo I, que é o grupo de Controlo (que não recebe terapia periodontal) e pelo Grupo II, que é o grupo de Teste (que recebe terapia periodontal). As medições de base incluíram PI, GI, PPD, CAL, espessamento da mucosa do seio maxilar por RVG e CBCT. Todos os parâmetros clínicos, bem como o espessamento da mucosa, foram avaliados após 3 meses.

As reduções de PI e GI indicaram uma manutenção satisfatória da higiene oral por parte dos doentes ao longo do período de estudo. Registou-se uma redução da PPD no Grupo II, enquanto a PPD aumentou no Grupo I no final dos 3 meses. Da mesma forma, aos 3 meses, o Grupo I demonstrou uma perda média de CAL de 0,13 ± 0,24 mm, em oposição ao ganho médio de CAL de 1,60 ± 0,46 mm no Grupo II. O espessamento da mucosa do seio maxilar no Grupo II mostrou uma redução estatisticamente significativa aos 3 meses, enquanto houve um aumento significativo no espessamento da mucosa no Grupo I, quando avaliado por RVG e CBCT. Houve uma variação na avaliação do espessamento da mucosa por RVG e CBCT na linha de base, bem como aos 3 meses. À medida que o espessamento da mucosa aumentou, registou-se um aumento significativo do PPD e da CAL. Além disso, com o aumento da idade, houve um aumento compensatório gradual no espessamento da mucosa do seio maxilar.

1. Verificou-se uma associação positiva entre a Peridontite Crónica Generalizada e o espessamento da mucosa do seio maxilar.

2. Tanto a RVG como a CBCT demonstraram uma redução no espessamento da mucosa do seio maxilar após a terapia periodontal cirúrgica.

3. Embora tanto a RVG quanto a CBCT possam ser usadas para avaliar o espessamento da mucosa do seio maxilar, houve uma variação nas medidas.

Dentro dos limites do estudo, pode concluir-se que a terapia periodontal cirúrgica resulta na redução do espessamento da mucosa do seio maxilar.

Os resultados do nosso estudo têm várias implicações clínicas. As infecções periodontais são uma causa potencial de sinusite maxilar. A sinusite é a principal causa de espessamento em indivíduos sintomáticos. O espessamento da mucosa do seio maxilar e outras patologias sinusais podem colocar problemas quando se planeia uma cirurgia de aumento do seio maxilar.

Este estudo também mostra que a periodontite grave aumentou o risco de espessamento da mucosa do seio. Assim, o tratamento periodontal deve ser efectuado antes da cirurgia para reduzir a inflamação da mucosa do seio. Tanto quanto é do nosso conhecimento, até à data não existem diretrizes ou consensos sobre a classificação e a gestão das anomalias da mucosa antes da cirurgia de aumento do seio. São necessários mais estudos sobre a causa e a natureza destas anomalias para fornecer a base para uma gestão clínica adequada.

Foram observadas as seguintes limitações no presente estudo,

1. O tamanho da amostra no presente estudo foi limitado a 30 pacientes diagnosticados com peridontite crónica generalizada e espessamento bilateral da mucosa do seio maxilar. Seria desejável um tamanho de amostra maior para fundamentar os resultados.

2. É necessária uma análise a longo prazo para determinar a estabilidade dos resultados e para melhorar a avaliação radiográfica dos resultados.

3. Apesar de terem sido utilizados critérios de inclusão e exclusão rigorosos para incluir apenas a peridontite crónica generalizada, mantém-se a possibilidade de que o espessamento da mucosa em alguns dos indivíduos tenha resultado de, ou permanecido devido a, outras etiologias que não a periodontite crónica.

4. No presente estudo, o operador foi o avaliador e não foram efectuados exames cegos. Por conseguinte, não pode ser excluída a possibilidade de um certo grau de enviesamento do operador.

Referências

1. **Page RC, Schroeder HE**. Patogénese da doença periodontal inflamatória crónica: um resumo do trabalho atual. **Lab Invest** 1976;33:235-249.

2. Relatório de Consenso sobre Doenças Periodontais: Patogénese e factores microbianos. **Ann Periodontol** 1996;1:926-932.

3. **Lu Y, Liu Z, Zhang L, Zhou Z, Zheng Q, Duan X, et al.** Associações entre o espessamento da mucosa do seio maxilar e a periodontite apical utilizando a tomografia computorizada de feixe cónico: um estudo retrospetivo. **J Endod** 2012;38:1069-74.

4. **Savolainen S, Eskelin M, Jousimies - Somer H, Ylikoski .** Achados radiológicos nos seios maxilares de homens jovens sem sintomas. **Ata Otolaryngol Suppl** 1997;529:153-7.

5. **Hauman CH, Chandler NP, Tong DC**. Implicações endodônticas do seio maxilar: uma revisão. **Int Endod J** 2002 Feb;35(2):127-141.

6. **Ruprecht A, Lam EWN**. Seios paranasais. In: White SC, Pharoah MJ, editores. **Oral Radiology: Princípios e Interpretação**. 6ª ed. St. Louis: Mosby Elsevier; 2009. p. 506-525.

7. **Kretzschmar DP, Kretzschmar JL**. Rinossinusite: revisão de uma perspetiva dentária. **Oral Surg Oral Med Oral Pathol Oral Radiol Endod** 2003 Aug;96(2):128-135.

8.   **Goller-Bulut D, Sekerci AE, Kose E, Sisman Y**. Análise tomográfica computorizada de feixe cónico de pré-molares e molares superiores para detetar a relação entre a perda óssea periapical e marginal e o espessamento da mucosa do seio maxilar. **Med Oral Patol Oral Cir Bucal** 2015 Sep 1;20(5):e572-9.

9.   **Vallo J, Suominen-Taipale L, Huumonen S, Soikkonen K, Norblad A.** Prevalência de anomalias da mucosa do seio maxilar e sua relação com a doença dentária em radiografia panorâmica: Resultados do inquérito sobre exames de saúde de 2000. **Oral Surg Oral Med Oral Pathol Oral Radiol Endod** 2010;109:E80-7.

10.   **Bhattacharyya N.** Os quistos de retenção do seio maxilar reflectem fenómenos de sinusite obstrutiva? **Arch Otolaryngol Head Neck Surg** 2000;126:1369-1371.

11.   **Bogaerts P, Hanssens JF, Siquet JP**. Cicatrização de sinusite maxilar de origem odontogénica após retratamento endodôntico conservador: relatos de casos. **Ata Otorhinolaryngol Belg** 2003;57:91-7.

12.   **Maloney PL, Doku HC.** Sinusite maxilar de origem odontogénica. **J Can Dent Assoc** 1968;34:591-603.

13.   **Bolger WE, Butzin CA, Parsons DS.** Variações anatómicas ósseas dos seios paranasais e anomalias da mucosa: Análise de TC para cirurgia endoscópica dos seios paranasais. **Laryngoscope.** 1991;101:56-64.

14. **Schaeffer JP**. The nose paranasal sinuses, nasolacrimal passageways and the olfactory organ in man. **Filadélfia, P.** Blakistons Son & Co, 1920.

15. **Beur W.** Sinusite maxilar de origem dentária. **American Journal of Oral Surgery** 1943;28:131-53.

16. **Feng Z, Weinberg A.** Role of bacteria in health and disease of periodontal tissues (Papel das bactérias na saúde e doença dos tecidos periodontais). **Periodontol 2000** 2006;40:50-76.

17. **Phothikhun S, Suphanantachat S, Chuenchompoonut V, Nisapakultorn K.** Evidência tomográfica computorizada de feixe cónico da associação entre a perda óssea periodontal e o espessamento da mucosa do seio maxilar. **J Periodontol** 2012;83:557-64.

18. **Hirschfeld L, Wasserman B.** Um estudo a longo prazo da perda de dentes em 600 pacientes periodontais tratados. **J Periodontol** 1978;49:225-237.

19. **Burke T, Guertler A, Timmons J.** Comparação das radiografias dos seios nasais com os exames de tomografia computorizada na sinusite aguda. **Acad Emerg Med** 1994;1:235-239.

20. **Lofthag-Hansen S, Huumonen S, Grondahl K, Grondahl HG.** TC conebeam limitada e radiografia intra-oral para o diagnóstico de patologia periapical. **Oral Surg Oral Med Oral Pathol Oral Radiol Endod** 2007;103:114-119.

21. **Mozzo P, Taconi A, Martini P, Andreis I.** Um novo aparelho de TC

volumétrico para imagiologia dentária baseado na técnica de feixe cónico: resultados preliminares. **Eur Radiol** 1998;8:1558-1564.

22. **Palomo JM, Kau CH, Bahl L, Hans MG.** Tomografia Computorizada Tridimensional de Feixe Cónico em medicina dentária. **International Dentistry** SA 2007;9(6):40-49.

23. **Falk H, Ericson S, Hugoson A.** Os efeitos do tratamento periodontal no espessamento da membrana mucosa do seio maxilar. **J Clin Peridontol** 1986; 13: 217-/22.

24. **Engstrom H, Chamberlain D, Kiger R, Egelberg J.** Avaliação radiográfica do efeito da terapia periodontal inicial na espessura da mucosa do seio maxilar. **J Periodontol** 1988; 59: 604-8.

25. **Moscovo B.** Um estudo hiStomorfológico dos efeitos da inflamação periodontal na mucosa do seio maxilar. **J Periodontol** 1992; 63: 674-81.

26. **Abrahams J, Glassberg R.** Doença dentária: uma causa frequentemente não reconhecida de anomalias do seio maxilar? **AJR Am Roentgenol** 1996; 166: 1219_ 23.

27. **Arias-Irimias O, Barona-Dorado C, Santos-Marino JA, Martinez-Rodriguez N e Martinez-Gonzalez JM.** Meta-análise da etiologia da sinusite maxilar odontogénica. **Medicina Oral Patologia Oral Y Cirugia Bucal** 2010; 15: e70-73

28. **Yoo JI, PI Sung-Hee, Kim Yun-Sang, Jeong Seong-Nyum, You Hyung-**

Keun. Padrão de cicatrização da membrana mucosa após extração dentária no seio maxilar. **J Periodontal Implant Sci** 2011;41:23-29.

29. **Sheikhi M, Pozve NJ, Khorrami L.** Utilização da tomografia computorizada de feixe cónico para detetar a relação entre a perda de osso periodontal e o espessamento da mucosa do seio maxilar. **Dent Res J (Isfahan).** 2014;11:495-501.

30. **Dagassan-Berndt DC, Zitzmann NU, Lambrecth JT, Weiger R, Walter C.** A Espessura da Membrana Schneideriana é afetada pela Doença Periodontal? Uma série de casos alargada baseada em Tomografia Computorizada de Feixe Cónico. **J Int Acad Periodontol** 2013;15/3:75-82.

31. **Block MS, Dastoury K.** Prevalence of Sinus Membrane Thickening and Association with Unhealthy Teeth: Uma Revisão Retrospetiva de 831 Pacientes Consecutivos com 1.662 Scans de Feixe Cónico. **J Oral Maxillofac Surg** 2014;72:2454-2460.

32. **Ren S, Zhao H, Liu J, Wang Q, Pan Y.** Significado do espessamento da mucosa do seio maxilar em pacientes com doença periodontal. **Int Den J** 2015Dec; 65(6):303-310.

33. **Eggmann F, Connert T, Buhler J et al.** As patologias periapicais e periodontais afectam o aspeto da membrana Schneideriana? Revisão sistemática de estudos utilizando tomografia computorizada de feixe cónico. **Clin Oral Invest** (2016). doi:10.1007/s00784-016-1944 7

34. **Soikkonen K, Ainamo A.** Radiographic maxillary sinus findings in the elderly. **Oral Surg Oral Med Oral Pathol Oral Radiol Endod** 1995;80:487- 491.

35. **Bomeli SR, Branstetter BF, Ferguson BJ.** Frequência de uma fonte dentária para sinusite maxilar aguda. **Laryngoscope** 2009;119:580-4.

36. **Shanbhag S, Karnik P, Shirke P Shanbhag V.** Association between Periapical Lesions and Maxillary sinus Mucosal Thickening (Associação entre lesões periapicais e espessamento da mucosa do seio maxilar): Um estudo retrospetivo de tomografia computorizada de feixe cónico. **J Endod** 2013;39:853-857.

37. **Lechien JR, Filleul O, Araujo PC, Hsieh JW, Chantrain G, Saussez S.** Rinossinusite Maxilar Crónica de Origem Dentária: Uma Revisão Sistemática de 674 Casos de Pacientes. **Int J Otolaryngol** 2014:1-9.

38. **Matsumoto Y, Ikeda T, Yokoi H, Kohno N.** Associação entre infecções odontogénicas e opacificação unilateral do seio maxilar. **Auris Nasus Larynx** 2015;42:288-293.

39. **Yoshiura K, Ban S, Hijiya T, Yuasa K, Miwa K, Ariji E et al.** Análise da sinusite maxilar através de tomografia computorizada. **Dentomaxilofac Radiol** 1993; 22:86-92.

40. **Nishimura T, Iizuka T.** Avaliação da sinusite maxilar odontogénica após terapia conservadora utilizando TC e SPECT ósseo. **J Clin Imag** 2002;26:153- 160.

41.   **Nair UP e Nair MK.** Sinusite maxilar de origem odontogénica: diagnóstico auxiliado por tomografia computorizada volumétrica de feixe cónico. **Oral Surg Oral Med Oral Pathol Oral Radiol Endod** 2010; 110: e53-57.

42.   **Maillet M, Bowles WR, McClanahan SL, John MT e Ahmad M.** Avaliação da sinusite maxilar por tomografia computorizada Conebeam. **J Endod** 2011; 37:753-757.

43.   **Cymerman JJ, Cymerman DH, O'Dwyer RS.** Avaliação da sinusite maxilar odontogénica através de tomografia computorizada de feixe cónico: Três relatos de casos. **J Endod** 2011;37:1465-9.

44.   **Lana JP, Carneiro PM, Machado VC, Souza PE, Manzi FR, Horta MC.** Variações anatômicas e lesões do seio maxilar detectadas em tomografia computadorizada de feixe cônico para implantes dentários. **Clin. Oral Imp Res** 2012;23:1398-1403.

45.   **Janner SFM, Caversacchio M. Dubach P, Sendi P, Buser D e Bornstein MM.** Caraterísticas e dimensões da membrana Schneideriana: uma análise radiográfica através de tomografia computorizada de feixe cónico em pacientes encaminhados para cirurgia de implantes dentários na maxila posterior. **Clin Oral Imp Res** 2011; 22:1446-1453.

46.   **Brullmann DD, Schmidtmann I, Hornstein S. e Schulze RK.** Correlação dos achados da tomografia computorizada de feixe cónico (CBCT) no seio maxilar com os diagnósticos dentários: um estudo transversal retrospetivo. **Clin Oral Invest** 2011; 16:1023-1029.

47.   **Maestre-Ferrin L, Galan-Gil S, Carrillo-Garcia C, Penarrocha-Diago**

M. Achados radiográficos no seio maxilar: Comparação da radiografia panorâmica com a tomografia computorizada. **Int J Oral Maxillofac Implants** 2011; 26:341-346.

48. **Gracco A, Incerti Parenti S, Iocle C, Alessandri Bonetti G, Stellini E.** Prevalência de achados incidentais do seio maxilar em pacientes ortodônticos italianos: um estudo retrospetivo de tomografia computadorizada de feixe cônico. **Korean J Orthod** 2012; 42(6):329-334.

49. **Rege IC, Sousa TO, Leles CR, Mendoca EF.** Ocorrência de anormalidades do seio maxilar detectadas por tomografia computadorizada de feixe cônico em pacientes assintomáticos. **BMC Oral Health** 2012;12:30.

50. **Dobele I, Kise L, Apse P, Kragis G, Bigestans A.** Avaliação radiográfica dos achados no seio maxilar utilizando a tomografia computorizada de feixe cónico. **Stomatol Baltic Dental Maxillofac J** 2013; 15:119-122.

51. **Shokri A, Baharvand M, Falah-Kooshki S, Ostovarrad F, Karimi A.** Prevalência de achados incidentais nos seios paranasais usando CBCT. **Dent Med Probl** 2014; 51(4):431-438.

52. **Vogiatzi T, Kloukos D, Scarfe W, Bornstein M.** Incidência de Variações Anatómicas e Doenças dos Seios Maxilares Identificadas por Tomografia Computorizada de Feixe Cónico: Uma revisão sistemática. **Int J Oral Maxillofac Implants** 2014; 29:1301-1314.

53. **Kihara E, Chindia M, Ochollo T, Parker M.** Significado clínico de

achados patológicos e anatómicos em exames de TC de feixe cónico do seio maxilar. **Open J Stomatol** 2012; 4:285-290.

54. **Tadinada A, Fung K, Thacker S, Mahdian M, Jadhav A, Schincaglia GP.** Avaliação radiográfica do seio maxilar antes da terapia com implantes dentários: Uma comparação entre imagens radiográficas bidimensionais e tridimensionais. **Imaging Sci Dent** 2015; 45:169-174.

55. **Bozdemir E, Gormez O, Yildirim D, Aydogmus Erik A.** Pathoses dos seios paranasais na tomografia de feixe cónico. **J Istanbul Univ Fac Dent** 2016;50(1):27-34.

56. **Malina-Altzinger J, Damerau G, Graitz K, Bernd Stadlinger PD.** Avaliação do seio maxilar em radiografia panorâmica - um estudo comparativo. **Int J Impl Dent** 2015;1:17.

57. **Raghav M, Karjodkar F, Sontakke S, Sansare K.** Pravalência de patologias incidentais do seio maxilar em pacientes dentários em imagens de tomografia computorizada de feixe cónico. **Contemp Clin Dent** 2014;5(3):361-365.

58. **Mombelli A e Meier C.** Sobre a simetria da doença periodontal. **J Clin Periodontol** 2001; 28:741-755.

59. **Walter C, Weiger T e Zitzmann NU.** Cirurgia periodontal em molares superiores envolvidos em furca revisitada - uma introdução às diretrizes para um tratamento abrangente. **Clin Oral Invest** 2010a; 15:9-20.

60. **Lindhe J, Nyman S.** The effect of plaque control and surgical pocket

elimination on the establishment and maintanence of periodontal health. Um estudo longitudinal da terapia periodontal em casos de doença avançada. **J Clin Periodontol** 1975;2:67-79.

61. **Theilade E, Wright WH, Jensen B, Loe H.** Experimental Gingivitis in Man. **J Periodont Res** 1966;1:1-13.

62. **Kaldahl WB, Kalkwarf KL, Patil KD, Dyer JK, Bates RE, Jr.** Avaliação de quatro modalidades de terapia periodontal. Profundidade média de sondagem, nível de inserção à sondagem e alterações de recessão. **J Periodontol** 1988; 59: 783-93.

63. **Philstrom BL, McHugh RB, Oliphant TH, Ortix-Campos C.** Comparação do tratamento cirúrgico e não cirúrgico da doença periodontal: uma revisão dos estudos actuais e resultados adicionais após 61/2 anos. **J Clin Periodontol** 1983;10:524-541.

64. **Knowles JW, Burgett FG, Nissle RR, Shick RA, Morrison EC, Ramfjord SP.** Resultados do Tratamento Periodontal Relacionados com a Profundidade da Bolsa e o Nível de Fixação. Oito anos. **J Periodontol** 1979; 50: 225-33.

65. **Shahidi S, Zamiri B, Panahi R, Kiany F.** Avaliação da Associação do Espessamento da Mucosa Sinusal com o Estado Dentário e Periodontal Utilizando Imagens Tomográficas Computorizadas de Feixe Cónico. **J Dentomax Fac Radiol Pathol Surg** 2016;5(2):33-39.

66. **Lu Y, Liu Z, Zhang L, Zhou X, Zheng Q, Duan X, et al.** Associações

entre o espessamento da mucosa do seio maxilar e a periodontite apical utilizando a tomografia computorizada de feixe cónico: um estudo retrospetivo. **J.Endod** 2012;38(8):1069-1074.

67. **Mattila K.** Investigações roentgenológicas sobre a relação entre as lesões periapicais e as condições da membrana mucosa dos seios maxilares. **Ata Odontol Scand** 1965; 23: 5-89.

68. **Skinner DW, Richards SH.** A comparison between sinus radiographic findings and the macroscopic appearances of the para-nasal sinus mucosa. **Ear Nose Throat J** 1991;70:169 -72.

69. **Shahbazian M, Jacobs R.** Valor diagnóstico da imagiologia 2D e 3D na sinusite maxilar odontogénica: uma revisão da literatura. **J Oral Rehabil** 2012;39:294 -300.

70. **Roque-Torres GD, Ramirez-Sotelo LR, Vaz SLA, de Almeida de Bóscolo SM, Bóscolo FN.** Associação entre patologias do seio maxilar e dentes hígidos. **Braz J Otorhinolaryngol** 2016;82:33 - 8.

Table 1: Comparison of Plaque Index among the Study Population

	Baseline	3 month
Mean	3.01	2.22
SD	0.28	0.50

Table 2: Comparison of Plaque Index at Different Time Intervals

Comparison	Mean difference	p-value	Significance
Baseline Vs 3 month	0.79 ± 0.46	<0.001	HS

(HS: Highly significant)

Table 3: Comparison of Gingival Index among the Study Population

	Baseline	3 month
Mean	1.46	1.18
SD	0.25	0.12

Table 4: Comparison of Gingival Index at Different Time Intervals

Comparison	Mean difference	p-value	Significance
Baseline Vs 3 month	0.28 ± 0.28	<0.001	HS

(HS: Highly significant)

Table 5: Comparison of PPD (in mm) among the Study Population

	Group I	Group II
Baseline	5.23 ± 0.14	5.29 ± 0.39
3 month	5.26 ± 0.20	3.05 ± 0.50

**Table 6: Comparison of PPD (in mm) in the study groups
at Different Time Intervals**

	Group I		Group II	
Comparison	Mean difference	p-value	Mean difference	p-value
Baseline Vs 3month	-0.038	-0.038 ± 0.11	2.31	<0.0001,HS

(HS: Highly significant)

**Table 7: Comparison of change in PPD (in mm) among the study groups
at Different Time Intervals**

Comparison	Group I	Group II	p-value
Baseline Vs 3 month	-0.038 ± 0.11	2.31 ± 0.46	<0.0001,HS

(HS: Highly significant)

Table 8: Comparison of CAL (in mm) among the Study Population

	Group I	Group II
Baseline	5.52 ± 0.30	5.59 ± 0.36
3 month	5.65± 0.30	3.97 ± 0.46

Table 9: Comparison of CAL (in mm) in the study groups
at Different Time Intervals

	Group I		Group II	
Comparison	Mean difference	p-value	Mean difference	p-value
Baseline Vs 3month	-0.13	0.0917, NS	1.60	<0.0001,HS

(HS: Highly significant, NS: Non significant)

Table 10: Comparison of change in CAL (in mm) among the study groups at
Different Time Intervals

Comparison	Group I	Group II	p-value
Baseline Vs 3 month	-0.13 ± 0.24	1.60 ± 0.46	<0.0001,HS

(HS: Highly significant)

Table 11: Comparison of Mucosal Thickening by RVG (in mm)
among the Study Population

	Group I					Group II				
	AP	PP	MP	Max thickness	Length	AP	PP	MP	Max thick	Length
Baseline	1.80 ± 0.26	1.91 ± 0.33	2.24 ± 0.40	2.84 ± 0.40	29.55 ± 2.64	1.7 ± 0.33	1.64 ± 0.35	2.24 ± 0.50	2.91± 0.52	29.28 ± 2.61
3 months	1.87 ± 0.25	2.01 ± 0.33	2.32 ± 0.39	2.91 ± 0.49	29.63 ± 2.63	1.00 ± 0.18	1.00 ± 0.21	1.32 ± 0.28	1.89 ± 0.42	29.18 ± 2.64

Table 12: Comparison of Mucosal Thickening by RVG (in mm) in the study groups at Different Time Intervals (Baseline Vs 3 months)

	Group I		Group II	
	Mean difference	p-value	Mean difference	p-value
AP	-0.063± 0.07	0.0001,HS	0.69± 0.23	<0.0001,HS
PP	-0.093± 0.12	0.0003,HS	0.64± 0.28	<0.0001,HS
MP	-0.08 ±0.13	0.0021,HS	0.91± 0.30	<0.0001,HS
Max thickness	-0.07± 0.34	0.2680,NS	1.01± 0.44	<0.0001,HS
Length	-0.08± 0.20	0.0403,S	0.096± 0.35	0.1410,NS

(HS: Highly significant, NS: Non significant)

Table 13: Comparison of change in Mucosal Thickening by RVG (in mm) among the study groups at Different Time Intervals (Baseline Vs 3 months)

Comparison	Group I	Group II	p-value
AP	-0.063± 0.07	0.69± 0.23	<0.001, HS
PP	-0.093 ±0.12	0.64 ±0.28	<0.001, HS
MP	-0.08± 0.13	0.91 ±0.30	<0.001, HS
Maximum thickness	-0.07± 0.34	1.01± 0.44	<0.001, HS
Length	-0.08 ±0.20	0.096 ±0.35	0.0037, HS

(HS: Highly significant, NS: Non significant)

Table 14: Comparison of Mucosal Thickening by CBCT (in mm) among the Study Population

	Group I					Group II				
	AP	PP	MP	Max thickness	Length	AP	PP	MP	Max thick	Length
Baseline	1.99 ± 0.29	2.09 ± 0.34	2.53 ± 0.53	3.09 ± 0.46	29.54 ± 2.60	1.94 ± 0.38	1.92 ± 0.37	2.48 ± 0.49	3.23 ± 0.51	29.54 ± 2.60
3 months	1.96 ± 0.25	2.13 ± 0.23	2.6 ± 0.42	3.15 ± 0.44	29.84 ± 2.60	1.18 ± 0.26	1.19 ± 0.24	1.6 ± 0.37	2.09 ± 0.45	29.47 ± 2.63

Table 15: Comparison of Mucosal Thickening by CBCT (in mm) in the study groups at Different Time Intervals (Baseline Vs 3 months)

	Group I		Group II	
	Mean difference	p-value	Mean difference	p-value
AP	0.026 ± 0.14	0.3178,NS	0.76± 0.18	<0.0001,HS
PP	-0.043± 0.17	0.1820,NS	0.73± 0.24	<0.0001,HS
MP	-0.063 ±0.25	0.1824,NS	0.88± 0.42	<0.0001,HS
Max thickness	-0.063 ±0.20	0.0974,NS	1.13± 0.43	<0.0001,HS
Length	-0.076 ±0.11	0.0009,HS	0.073± 0.14	0.0081,HS

(HS: Highly significant, NS: Non significant)

Table 16: Comparison of change in Mucosal Thickening by RVG (in mm) in among the study groups at Different Time Intervals (Baseline Vs 3 months)

Comparison	Group I	Group II	p-value
AP	0.026 ± 0.14	0.76 ± 0.18	<0.001, HS
PP	-0.043 ± 0.17	0.73 ± 0.24	<0.001, HS
MP	-0.063 ± 0.25	0.88 ± 0.42	<0.001, HS
Maximum thickness	-0.063 ± 0.20	1.13 ± 0.43	<0.001, HS
Length	-0.076 ± 0.11	0.073 ± 0.14	0.001, HS

Table 17: Comparison of CBCT and RVG analysis of Mucosal Thickening (in mm) in the study groups at Different Time Intervals

Parameter	Time	Group I		p-Value	Group II		p-value
		RVG	CBCT		RVG	CBCT	
AP	Baseline	1.80 ± 0.26	1.99 ± 0.29	0.0139,S	1.70± 0.33	1.94 ± 0.38	0.0139,S
	3 month	1.87 ± 0.25	1.96 ± 0.24	<0.0001HS	1.00 ± 0.18	1.18 ± 0.26	<0.0001HS
PP	Baseline	1.91 ± 0.32	2.09 ± 0.34	0.0518,NS	1.64 ± 0.35	1.92 ± 0.37	0.0518,NS
	3 month	2.01 ± 0.33	2.13 ± 0.23	0.00022,HS	1.00 ± 0.20	1.19 ± 0.23	0.00022,HS
MP	Baseline	2.24 ± 0.40	2.53 ± 0.53	0.0189,S	2.24 ± 0.50	2.48 ± 0.49	0.0189,S
	3 month	2.32 ± 0.39	2.6 ± 0.42	<0.0001,HS	1.32 ± 0.28	1.6 ± 0.37	<0.0001,HS
MAX. THICKNESS	Baseline	2.84 ± 0.40	3.09 ± 0.46	0.3000,S	2.91 ± 0.52	3.23 ± 0.51	0.3000,S
	3 month	2.91 ± 0.49	3.15 ± 0.44	0.0001,HS	1.89 ± 0.42	2.09 ± 0.45	0.0001,HS
LENGTH	Baseline	29.55 ± 2.64	29.77 ± 2.64	0.7534,NS	29.28 ± 2.61	29.54 ± 2.60	0.7534,NS
	3 month	29.63 ± 2.63	29.84 ± 2.60	<0.0001,HS	29.18 ± 2.64	29.47 ± 2.63	<0.0001,HS

(HS: Highly significant, S: Significant, NS: Non significant)

Table 18. Correlation of Maximum Mucosal thickness (in mm) with PPD (in mm) and CAL (in mm) at baseline in RVG

Maximum Thickness	PPD		CAL	
	Group I	Group II	Group I	Group II
<3	5.16 ± 0.11	5.18 ± 0.22	5.38 ± 0.27	5.36 ± 0.30
≥3	5.34 ± 0.12	5.54 ± 0.29	5.75 ± 0.20	5.84 ± 0.26
p-value	0.0003,HS	0.0010,HS	0.0004,HS	0.0010,HS

(HS: Highly significant)

Table 19.Correlation of Maximum Mucosal thickness (in mm) with PPD (in mm) and CAL (in mm) at baseline in CBCT

Maximum Thickness	PPD		CAL	
	Group I	Group II	Group I	Group II
<3	5.11± 0.07	5.10± 0.09	5.30± 0.29	5.25± 0.16
≥3	5.30± 0.13	5.51± 0.30	5.65± 0.22	5.79± 0.28
p-value	0.0002,HS	0.0002,HS	0.0010,HS	<0.0001,HS

(HS: Highly significant,)

Table 20: Comparison of Age (in yrs) and Mucosal Thickening by RVG (in mm) in the study population

AGE	MUCOSAL THICKENING BY RVG (IN MM)									
	Group I					Group II				
	AP	PP	MP	Max Thickness	Length	AP	PP	MP	Max Thickness	Length
Age≤ 45	1.71 ±0.26	1.81 ±0.23	2.07 ±0.34	2.63 ±0.30	28.54 ±0.30	1.65 ±0.36	1.57 ±0.33	2.02 ±0.37	2.60 ±0.35	27.86 ±1.74
Age > 45	1.87 ±0.24	1.99 ±0.37	2.36 ±0.41	3.00 ±0.40	30.32 ±2.95	1.73 ±0.32	1.68 ±0.37	2.41 ±0.53	3.14 ±0.52	30.35 ±2.69
p-value	0.0928, NS	0.1420, NS	0.0519, NS	0.0089,HS	0.0676, NS	0.5218, NS	0.4041, NS	0.0323 .S	0.0032,HS	0.0074, HS

(HS: Highly significant, S: Significant, NS: Non significant)

Table 21: Comparison of Age (in yrs) and Mucosal Thickening by CBCT (in mm) in the study population

AGE	MUCOSAL THICKENING BY CBCT (IN MM)									
	Group I					Group II				
	AP	PP	MP	Max Thickness	Length	AP	PP	MP	Max Thickness	Length
Age ≤45	1.87 ±0.31	1.96 ±0.24	2.30 ±0.37	2.88 ±0.36	28.76 ±1.86	1.87 ±0.38	1.85 ±0.33	2.28 ±0.41	2.92± 0.36	26.16 ±1.79
Age >45	2.07 ±0.26	2.18 ±0.39	2.71 ±0.58	3.25 ±0.47	30.53 ±2.93	2.0 ±0.38	1.97 ±0.40	2.63 ±0.50	3.46 ± 0.50	30.6 2.67
p-value	0.068, NS	0.096, NS	0.032 2,S	0.0290, S	0.0688, NS	0.3880, NS	0.3862, NS	0.0520, S	0.0027, HS	0.0087, HS

(HS: Highly significant, S: Significant, NS: Non significant)

Graph 1: Comparison of Plaque Index among the Study Population

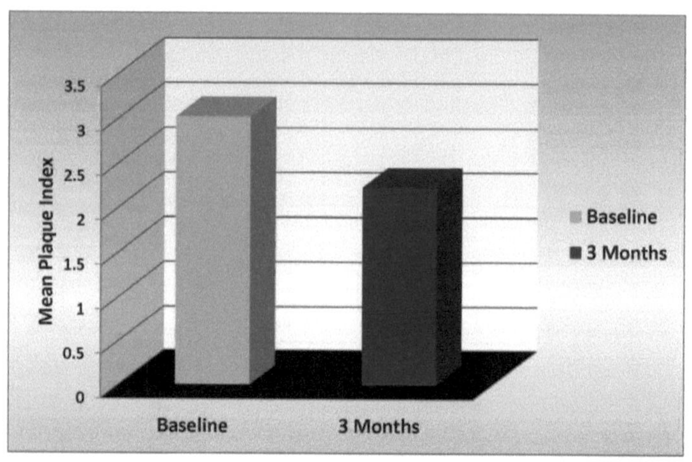

Graph 2: Comparison of Gingival Index among the Study Population

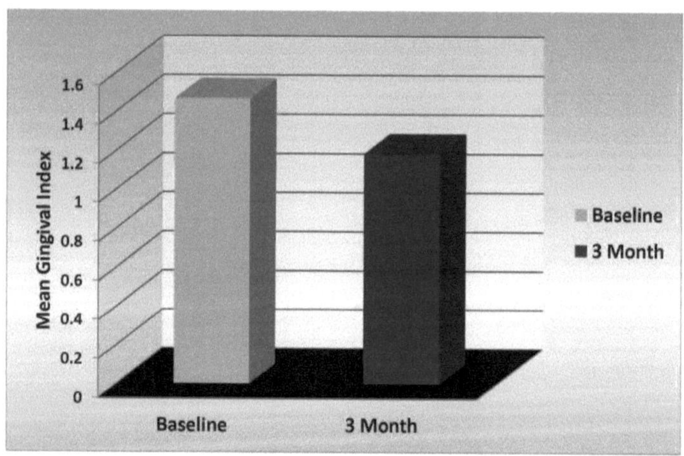

Graph 3: Comparison of PPD (in mm) among the Study Population

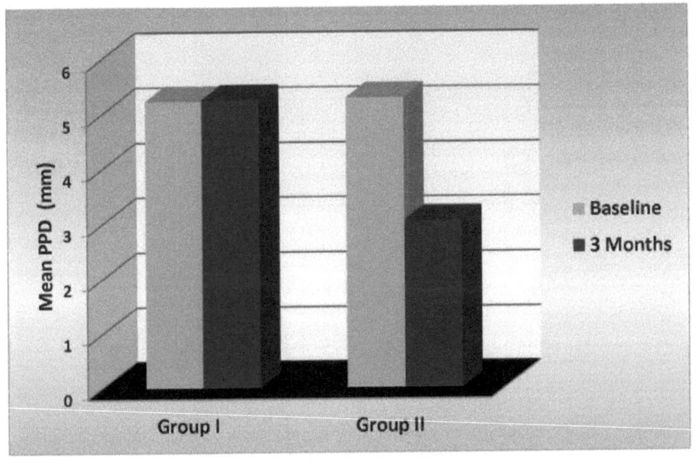

Graph 4: Comparison of CAL (in mm) among the Study Population

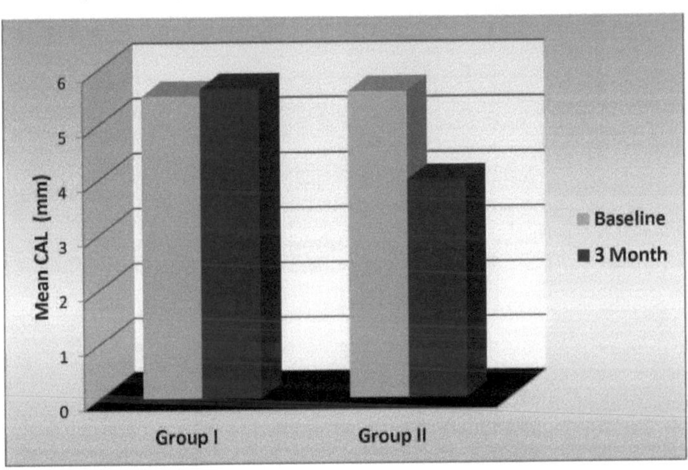

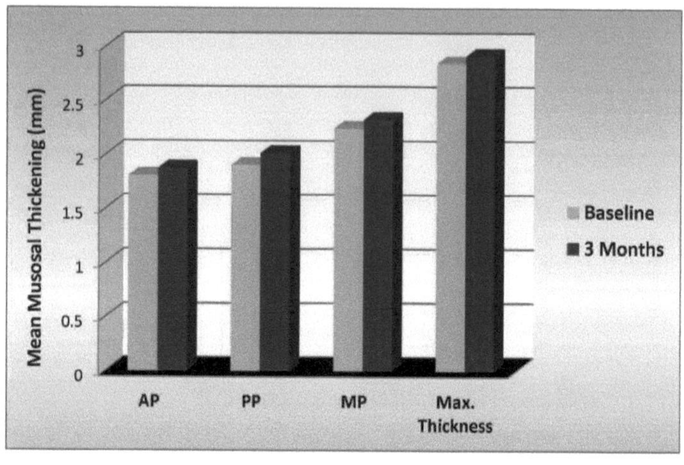

Graph 6: Comparison of Length of Mucosal Thickening by RVG
(in mm) in Group I

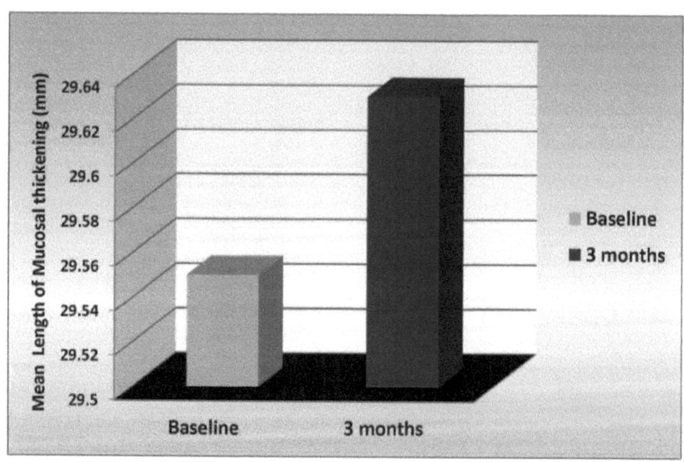

Graph 7: Comparison of Mucosal Thickening by RVG (in mm) in Group II

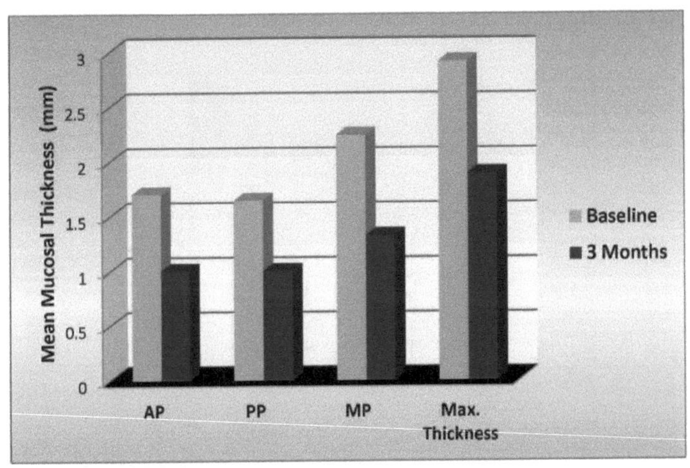

Graph 8: Comparison of Length of Mucosal Thickening by RVG (in mm) in Group II

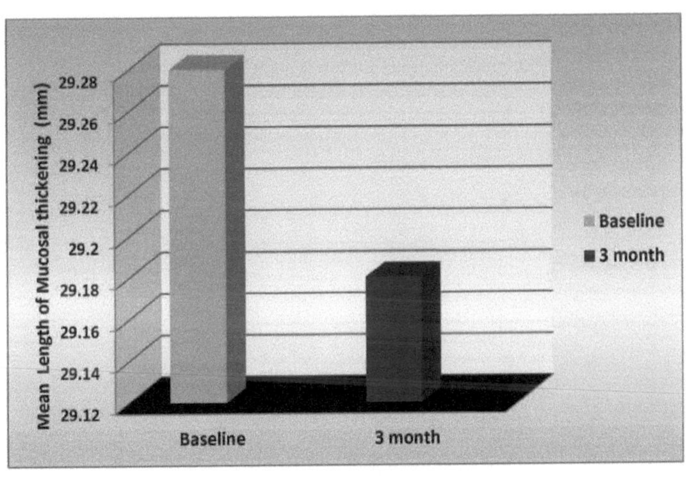

119

Graph 9: Comparison of Mucosal Thickening by CBCT (in mm) in Group I

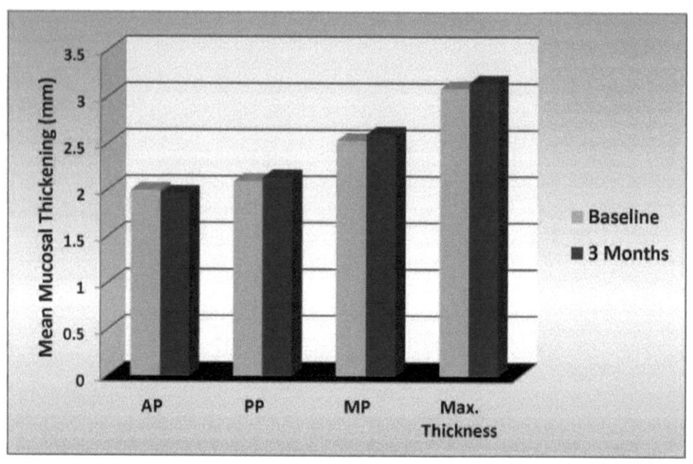
Mean Mucosal Thickening (mm)
3.5
3
2.5
2
1.5
1
0.5
0
AP
PP
MP
Max.
Thickness
Baseline
3 Months

Graph 10: Comparison of length of Mucosal Thickening by
CBCT (in mm) in Group I

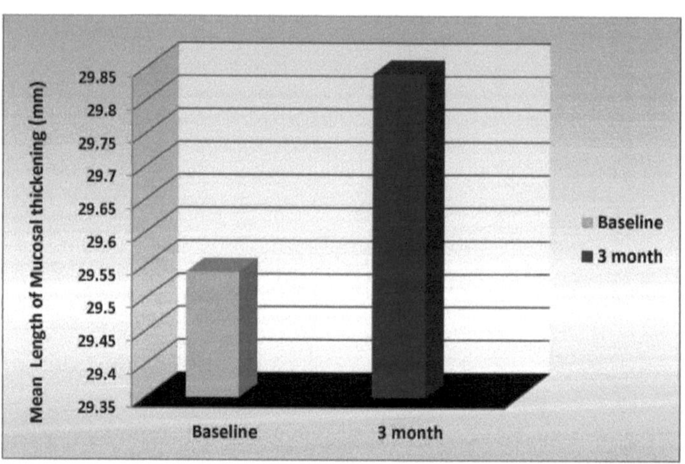
Mean Length of Mucosal thickening (mm)
29.85
29.8
29.75
29.7
29.65
29.6
29.55
29.5
29.45
29.4
29.35
Baseline
3 month
Baseline
3 month

Graph 11: Comparison of Mucosal Thickening by CBCT (in mm) in Group II

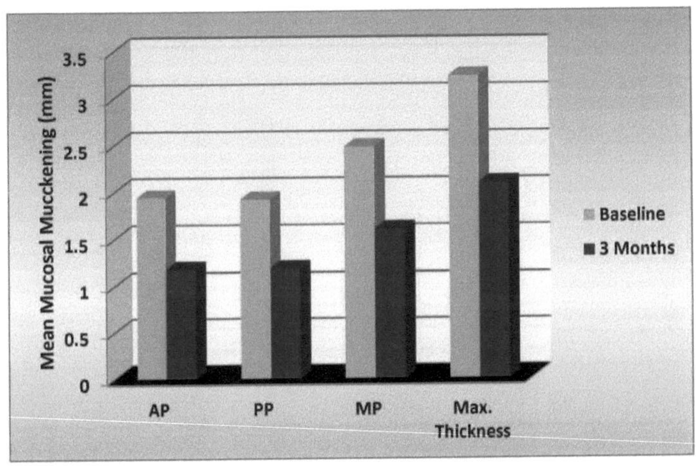

Graph 12: Comparison of length of Mucosal Thickening by CBCT (in mm) in Group II

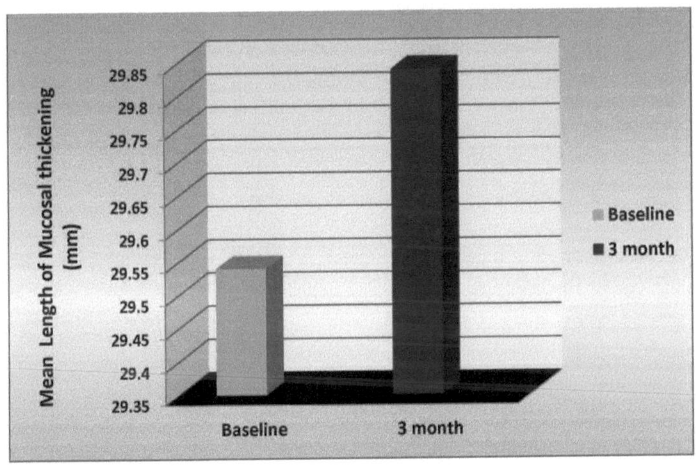

Graph 13: Correlation of Maximum Mucosal thickness (in mm)
with PPD (in mm) at baseline in RVG

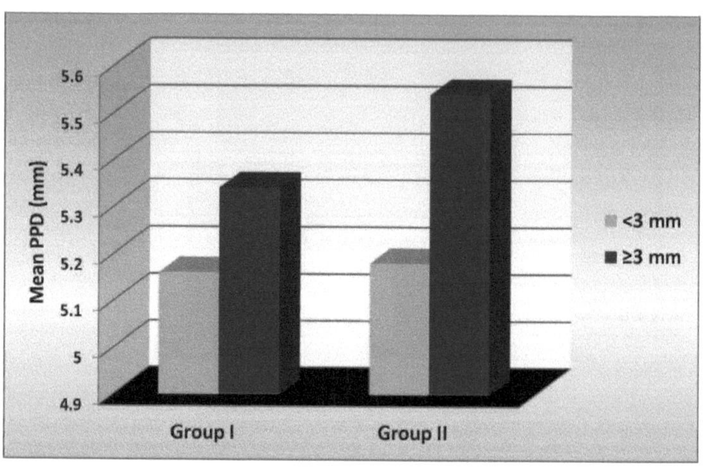

Mean PPD (mm)
5.6
5.5
5.4
5.3
5.2
5.1
5
4.9
Group I
Group II
<3 mm
≥3 mm

Graph 14: Correlation of Maximum Mucosal thickness (in mm)
with CAL (in mm) at baseline in RVG

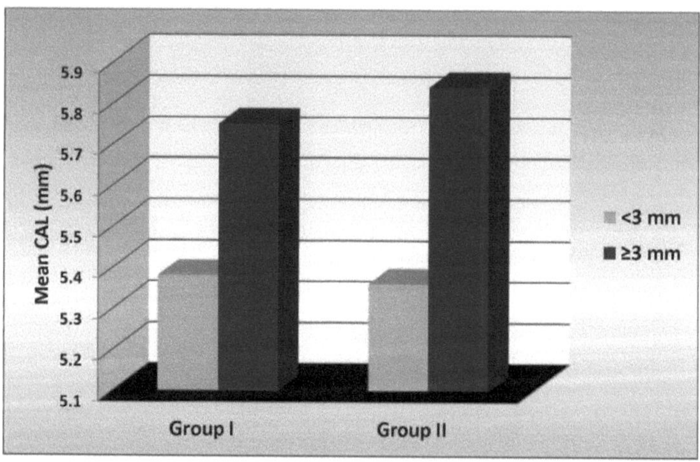

Mean CAL (mm)
5.9
5.8
5.7
5.6
5.5
5.4
5.3
5.2
5.1
Group I
Group II
<3 mm
≥3 mm

**Graph 15: Correlation of Maximum Mucosal thickness (in mm)
with PPD (in mm) at baseline in CBCT**

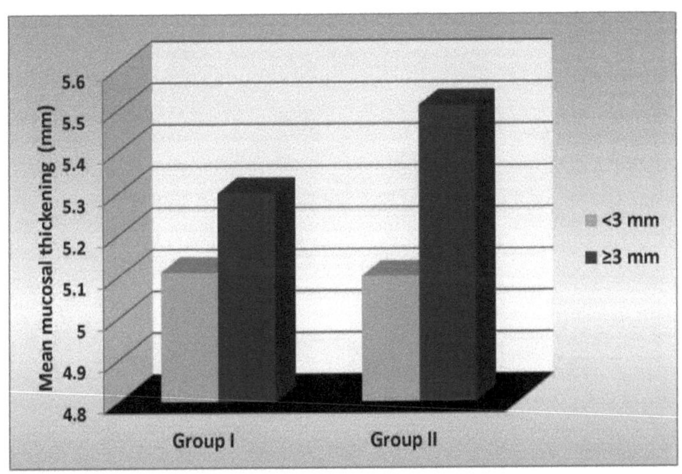

**Graph 16: Correlation of Maximum Mucosal thickness (in mm)
with CAL (in mm) at baseline in CBCT**

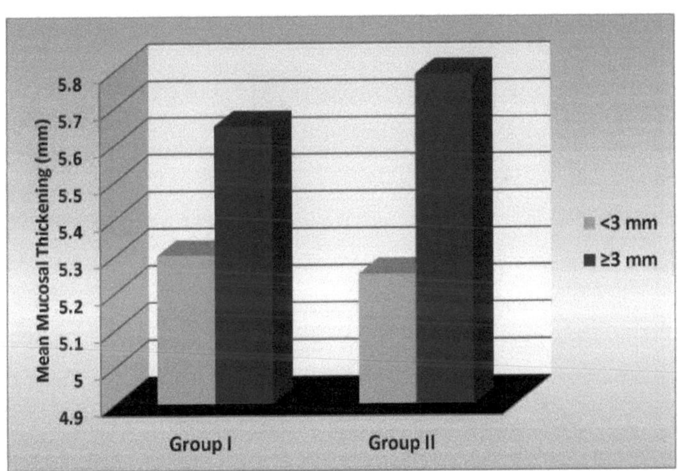

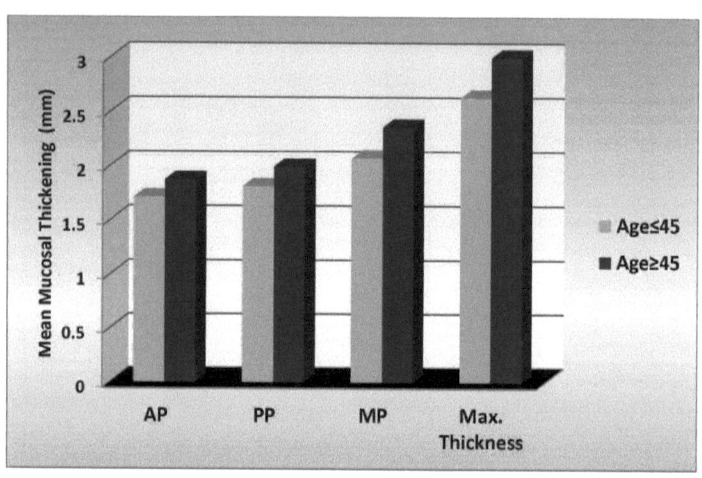

Graph 17: Comparison of Age (in years) and Mucosal Thickening
by RVG (in mm) in Group I

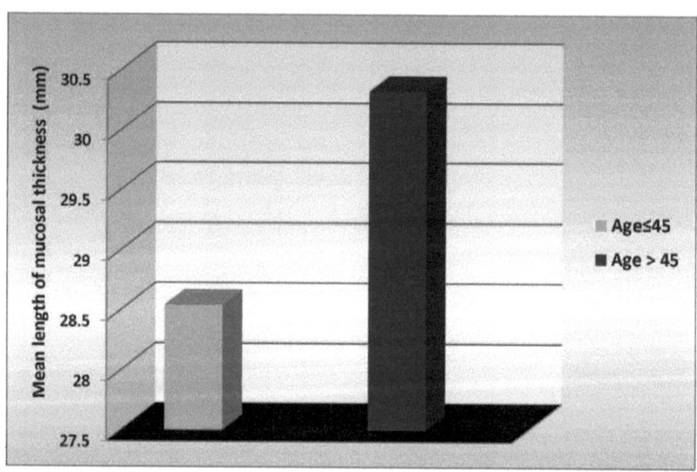

Graph 18: Comparison of Age (in years) and Length of Mucosal
Thickening by RVG (in mm) in Group I

Graph 19: Comparison of Age (in years) and Mucosal Thickening
by RVG (in mm) in Group II

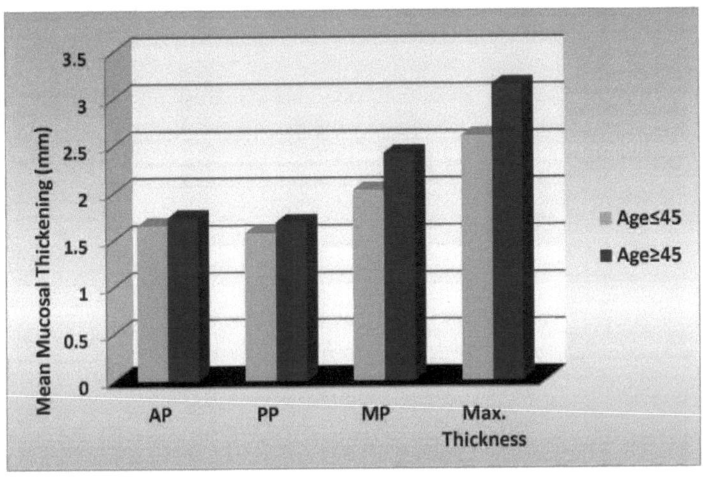
3.5
3
2.5
2
1.5
1
0.5
0
Mean Mucosal Thickening (mm)
AP
PP
MP
Max.
Thickness
Age≤45
Age≥45

Graph 20: Comparison of Age (in years) and length of the
Mucosal Thickening by RVG (in mm) in Group II

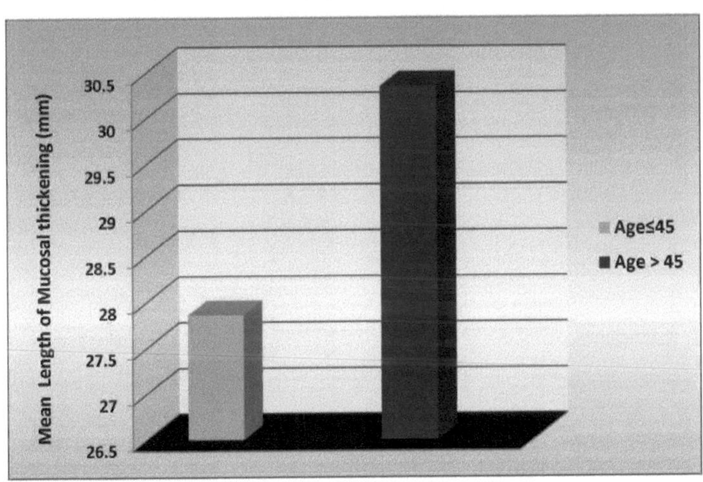
30.5
30
29.5
29
28.5
28
27.5
27
26.5
Mean Length of Mucosal thickening (mm)
Age≤45
Age > 45

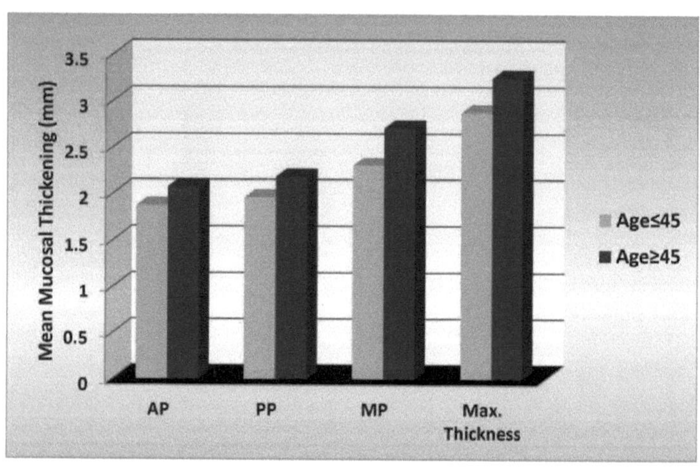

Graph 21: Comparison of Age (in years) and Mucosal Thickening by CBCT (in mm) in Group I

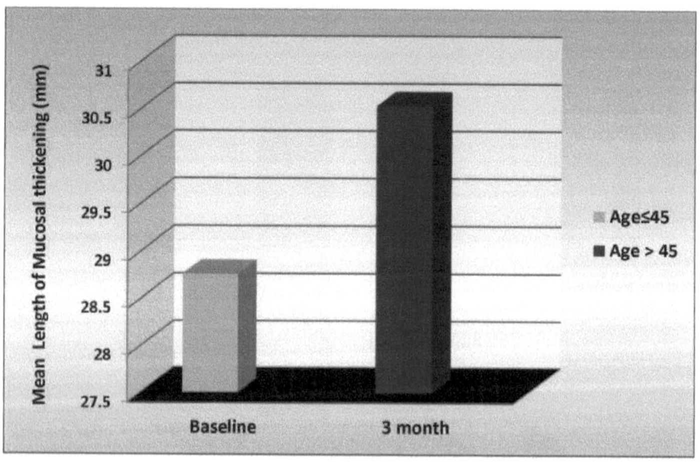

Graph 22: Comparison of Age (in years) and length of the Mucosal Thickening by CBCT (in mm) in Group I

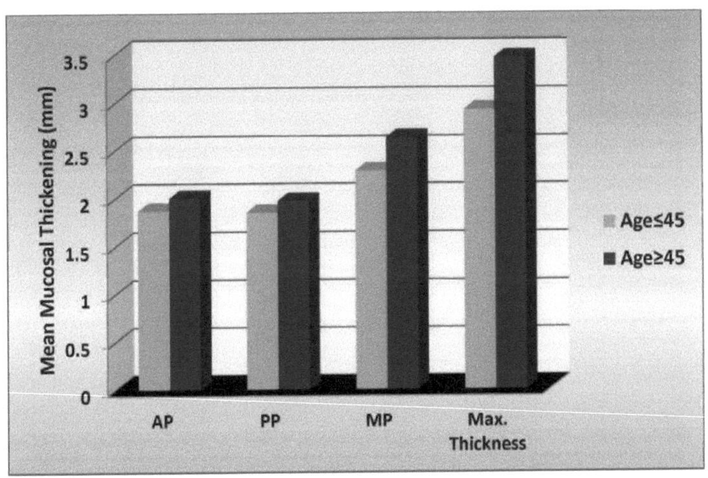

Graph 23: Comparison of Age (in years) and Mucosal thickening
by CBCT (in mm) in Group II

Graph 24: Comparison of Age (in years) and length of the
Mucosal Thickening by CBCT (in mm) in Group II

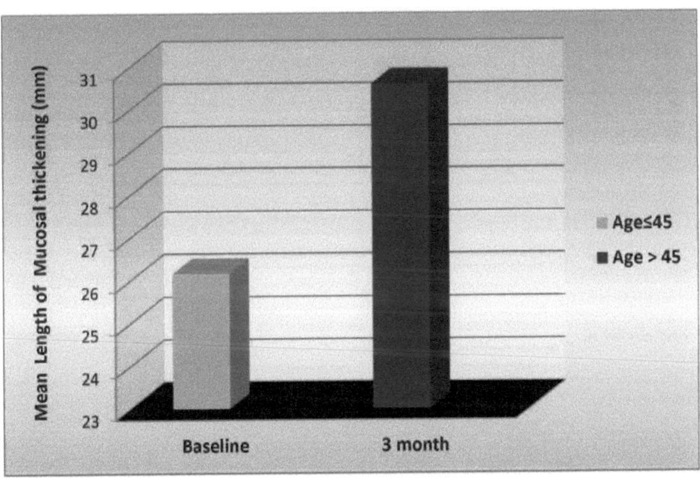

127

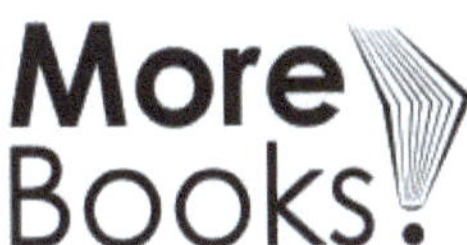

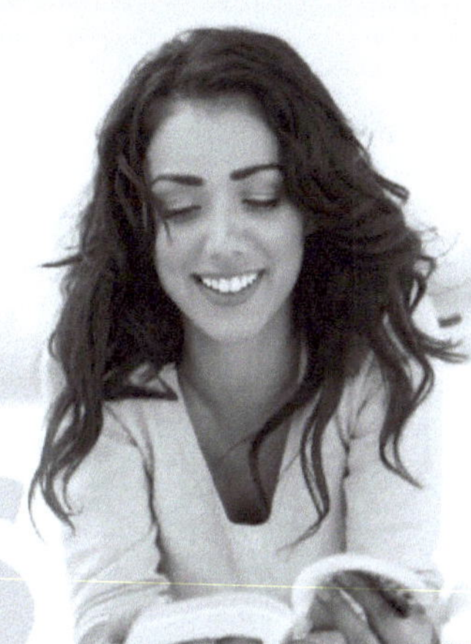

yes
I want morebooks!

Buy your books fast and straightforward online - at one of world's fastest growing online book stores! Environmentally sound due to Print-on-Demand technologies.

Buy your books online at
www.morebooks.shop

Compre os seus livros mais rápido e diretamente na internet, em uma das livrarias on-line com o maior crescimento no mundo! Produção que protege o meio ambiente através das tecnologias de impressão sob demanda.

Compre os seus livros on-line em
www.morebooks.shop

info@omniscriptum.com
www.omniscriptum.com

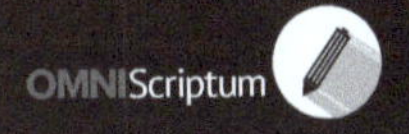

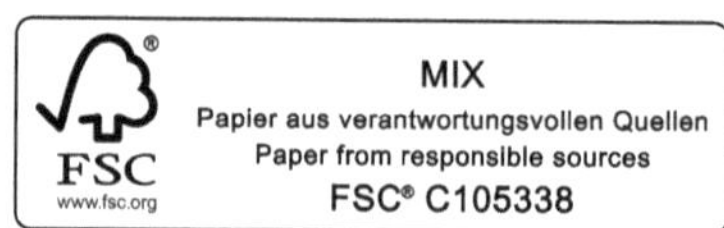

Printed by Books on Demand GmbH, Norderstedt / Germany